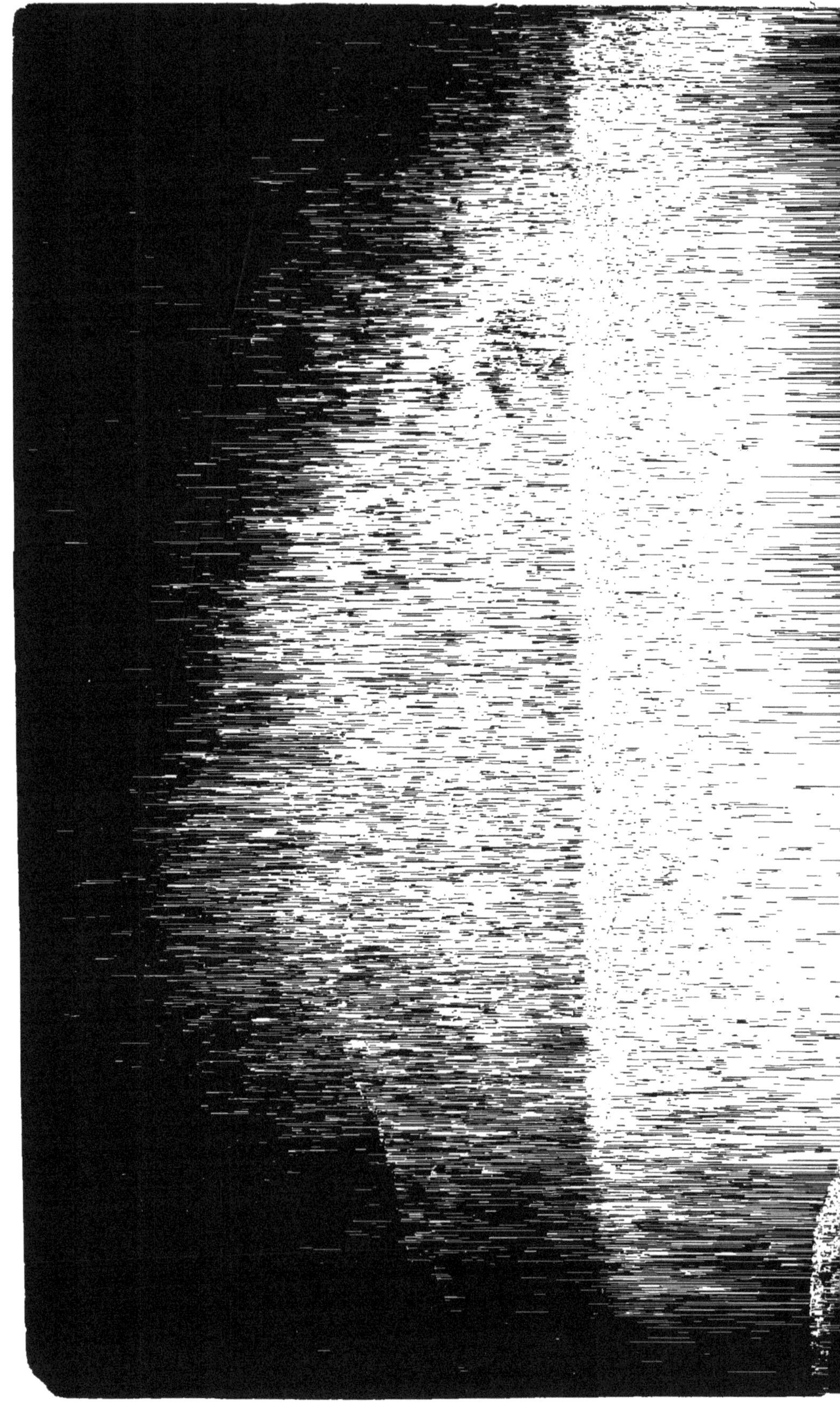

ÉTUDE PHARMACOGNOSIQUE

DE

l'*Adenium Honghel* D.C.

ET DU

Xanthoxylum Ochroxylum D.C.

PAR

Maurice LEPRINCE

DOCTEUR DE L'UNIVERSITÉ DE PARIS

PHARMACIEN DE PREMIÈRE CLASSE

LICENCIÉ ÈS-SCIENCES

ANCIEN INTERNE DES HÔPITAUX DE PARIS

LAURÉAT DE L'ÉCOLE SUPÉRIEURE DE PHARMACIE

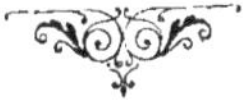

LONS-LE-SAUNIER

IMPRIMERIE ET LITHOGRAPHIE LUCIEN DECLUME

1911

l'**Adenium Honghel** D. C.
et du **Xanthoxylum ochroxylum** D. C.

INTRODUCTION.

Lorsque, désireux de commencer un travail de doctorat, nous avons consulté à ce sujet M. le Professeur PERROT qui, comme on le sait, a orienté d'une façon systématique les recherches de son Laboratoire vers l'étude des matières premières exotiques inconnues ou mal connues, il voulut bien nous indiquer comment il comprenait ces recherches et nous donner tous les conseils nécessaires pour mener à bien une pareille entreprise.

Le plan de travail était complet et simple à la fois : se procurer une drogue peu connue, l'identifier, étudier sa structure, isoler son constituant principal actif, l'expérimenter physiologiquement, en un mot en faire l'étude pharmacognosique dans le sens le plus large de cette expression.

Ce programme était vraiment très séduisant; malheureusement les difficultés de son application, difficultés que M. le Professeur PERROT ne nous avait point cachées, furent promptes à surgir. La première et peut-être la plus grande fut de se procurer une drogue possédant, selon toute présomption, des propriétés intéressantes et qui n'ait été l'objet d'aucune recherche approfondie.

Pour avoir quelques chances de trouver un sujet nouveau qui mérite une recherche originale, il faut s'adresser de préférence aux drogues qui sont signalées comme possédant des actions violentes : les toxiques (poisons d'épreuves, de flèches et autres...), les aphrodisiaques, les abortifs, les anesthésiques, etc. ; là seulement on peut espérer découvrir un ou plusieurs principes actifs intéressants soit au point de vue chimique, soit au point de vue physiologique.

En tous cas, une grande persévérance est nécessaire, car on ne peut espérer se procurer sans effort le sujet d'un travail dans le genre de celui que nous avons enfin pu entreprendre. C'est pourquoi nous devons rappeler qu'avant de commencer l'étude des deux plantes qui font l'objet de ce mémoire, nous nous sommes occupé de plusieurs drogues qui, tout en nous fournissant l'occasion d'enregistrer différentes observations intéressantes, ne pouvaient être suffisantes pour figurer dans le cadre qui nous était imposé.

C'est ainsi que nous nous sommes occupé successivement :

1° d'une **Zingibéracée**, le *Ceratanthera Beaumetzi* Heck. (*Dadigogo*), employé, dit-on, comme abortif par les nègres du Fouta-Djalon ;

2° d'une **Bignoniacée**, le *Kigelia æthiopica* Den., dont les Éthiopiens se serviraient comme aphrodisiaque ;

3° d'une **Légumineuse**, l'*Entada scandens* Benth., qui serait employée comme poison des poissons ;

4° d'une **Papavéracée**, l'*Argemone mexicana* L., déjà connue et qu'on présentait comme plante susceptible d'être utilisée contre la morphinomanie (1).

(1) M. LEPRINCE. — A propos de l'*Argemone mexicana* et du remède *antimorphine* (*Bull. des Sc. Pharmacol.*, n° 5, mai 1909).

Enfin, nous avons concentré nos efforts sur la connaissance aussi complète que possible :

1° d'une Apocynacée, l'*Adenium Honghel* A.D.C. (*Kidi Sarané*), poison d'épreuve du Sénégal et

2° d'une Rutacée, le *Xanthoxylum ochroxylum* A.D.C. (*Bosuga blanca*), employée comme anesthésique au Vénézuela.

L'étude de ces deux dernières plantes nous a donné des résultats que nous croyons vraiment intéressants, c'est elle qui fait l'objet de ce travail.

Nous n'avons pas la prétention de croire nos recherches absolument définitives ; mais nous en avons établi une monographie détaillée qui montre que, pour bien connaître une drogue, il la faut étudier au triple point de vue botanique, chimique et pharmacodynamique. Les résultats que nous avons obtenus dans ces trois branches sont encore incomplets, sur certains côtés, mais ils peuvent servir de base sérieuse à des travaux plus importants et plus spéciaux de la part de chercheurs plus compétents dans l'une ou l'autre de ces parties de la science.

Qu'il nous soit permis d'adresser l'expression de notre plus vive reconnaissance à M. le Professeur PERROT, qui a bien voulu inspirer cette thèse et n'a pas craint de confier à des mains inexpérimentées tous les matériaux qui lui paraissaient les plus capables de fournir un travail intéressant ; il nous a toujours guidé de ses précieux conseils qui nous ont été d'un grand secours.

Nous adressons également tous nos meilleurs remerciements à M. A. GORIS, Pharmacien en chef des Hôpitaux, qui nous a toujours témoigné le plus bienveillant intérêt et nous a fait profiter de sa grande compétence.

Nous remercions bien sincèrement M. le docteur J. CHEVALIER, qui nous a guidé dans nos recherches physiologiques.

Enfin, nous terminerons en signalant l'extrême obligeance et la compétence éclairée de M. G. Audan, Adjoint des Affaires indigènes en Mauritanie, à qui nous devons la plupart de nos renseignements sur l'emploi que font les nègres du *Kidi Sarané* au Sénégal et en Mauritanie; c'est également à la complaisance de ce dernier que des matériaux en quantité suffisante nous ont été adressés. Nous savons trop combien il est difficile à nos administrateurs coloniaux de se livrer à des recherches de cette nature ; aussi, au nom du Laboratoire des Recherches de M. le Professeur Perrot, nous exprimons à M. Audan notre sincère reconnaissance.

En ce qui concerne le *Xanthoxylum ochroxyium*, nous n'aurons garde d'oublier le Docteur S. Montiel, de Maracaïbo, à qui revient, comme on le verra plus loin, l'initiative de nous avoir signalé l'intérêt que pouvait présenter l'étude de ce végétal.

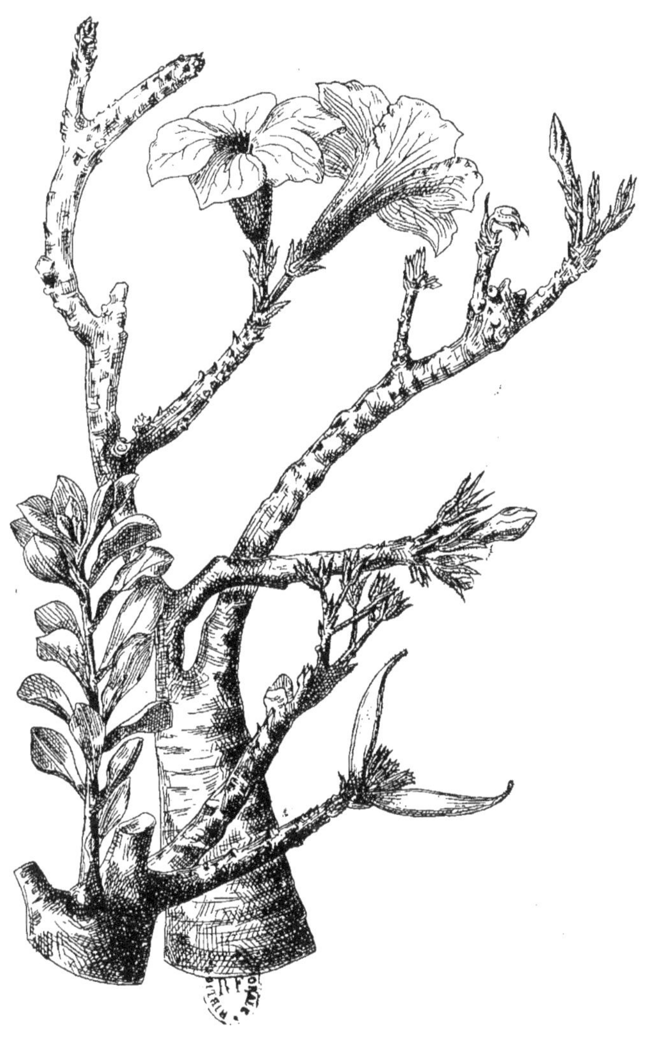

PLANCHE I.

Kidi Sarané (*Adenium Honghel* D.C.) (d'après A. Chevalier, *Ann. Inst. Col. Mars.*, 1902).

PREMIÈRE PARTIE.

Kidi Sarané (Adenium Honghel D.C.).

CHAPITRE PREMIER.

Au cours de son premier voyage à travers l'Afrique occidentale, M. Auguste CHEVALIER signalait à M. le Professeur PERROT, l'existence, dans le Haut Sénégal, d'un arbuste appelé par les indigènes *Kidi Sarané* et qu'il identifiait avec l'*Adenium Honghel* D. C. (Apocynacée). Les inflorescences et le pédoncule floral étaient employés dans la thérapeutique indigène et devaient également servir dans un but criminel en raison de la grande toxicité des principes qu'ils renfermaient. M. Auguste CHEVALIER donnait en 1902, dans les *Annales de l'Institut colonial de Marseille*, une excellente figure de cette plante que nous reproduisons ici (Pl. I).

Quelques années plus tard, M. G. AUDAN, fonctionnaire des Affaires indigènes à Boutilimit (Mauritanie), nous confirmait ces indications et les précisait en nous donnant de nouveaux détails sur l'utilisation de cette plante comme poison d'épreuve, sur son aspect et sur ses conditions d'existence.

Il nous signalait que toutes les parties de la plante étaient toxiques, les inflorescences, les feuilles, l'écorce et même le bois ; il nous citait à ce sujet des expériences qu'il avait faites sur place en empoisonnant des singes et des chiens avec une macération des fibres du tronc. Nous rappelons ces expériences dans la partie de ce travail réservée à l'action physiologique de l'*Adenium Honghel*.

M. G. Audan, nous signalait en même temps l'existence, en Mauritanie, d'une variété d'*Adenium Honghel* à fleurs blanches, mais les difficultés de récolte et les exigences de sa fonction ne lui ont pas permis de nous en faire parvenir.

L'*Adenium Honghel* se rencontre également au Sénégal à une heure de Saint-Louis environ, au voisinage de la ligne de chemin de fer.

M. H. Pobeguin (1), Administrateur des Colonies, donnait également à M. le Professeur Perrot des renseignements très intéressants sur ce végétal. Dans une lettre écrite de Pita (Guinée), il disait : « L'*Adenium Honghel*, comme beaucoup de plantes de la Guinée, ne se trouve qu'à quelques endroits spéciaux ; je n'en ai vu que dans deux ou trois endroits de la colonie et toujours dans la partie chaude près du Soudan et en très petite quantité. Près de Kouroussa seulement, sur les roches arides et brulées par le soleil, j'en ai vu quelques belles touffes.

« Cette plante fleurit en janvier ou en pleine saison sèche et les feuilles ne viennent que plus tard à la saison des pluies. Les indigènes de la Guinée la connaissent peu et, d'après ce qu'ils m'ont dit, ne se servent que du suc qui découle lorsqu'on casse un bourgeon pour mettre sur de mauvais ulcères ou sur des dents cariées, mais ils savent, je crois, que la plante est vénéneuse. » M. H. Pobeguin ajoutait que l'*Adenium Honghel* existe jusqu'au Fouta

(1) H. Pobeguin. — Essai sur la flore de la Guinée Française. Paris, 1906. Challamel.

Djalon et que les indigènes l'appellent *Bouron* ou *Kou-rane*.

Le premier envoi de M. Auguste CHEVALIER ne comprenait que des inflorescences, un essai préliminaire nous permit de vérifier le pouvoir toxique de l'extrait préparé avec les fleurs. M. G. AUDAN nous envoya alors un colis plus important d'inflorescences, ce qui nous permit de confirmer les premières recherches et d'isoler un principe actif doué de propriétés pharmacodynamiques très remarquables. Pour pouvoir en compléter l'étude, nous nous sommes adressé de nouveau à M. G. AUDAN qui, avec une très grande obligeance, voulut bien s'occuper de récolter des spécimens entiers d'*Adenium* et les adresser au Laboratoire des Recherches de M. PERROT, où elles sont parvenues en excellent état.

L'*Adenium Honghel* n'a été étudié jusqu'à ce jour qu'au point de vue systématique, mais sa composition chimique, ses qualités pharmacologiques, pas plus que ses caractères histologiques n'étaient connus ; par contre quelques espèces du genre *Adenium*, également toxiques, ont fait en Allemagne l'objet de quelques recherches.

C'est ainsi que BOEHM (1), en 1889, a publié un travail assez considérable sur l'*Adenium Boehmanium* Schinz.; en partant du poison de flèches, *Echuja*, employé dans l'Afrique du Sud et préparé avec le suc laiteux de cette plante, il en a isolé un glucoside, l'*Echujine* qui paralyse le cœur de la grenouille à la dose de 0 gr. 0001 (un dixième de milligramme), le cœur du lapin à la dose de 0 gr. 0013 (13/10 de mmgr.) et le cœur du chien à la dose de 0 gr. 0006 (6/10 de mmgr.) par kilogramme d'animal, au milieu de troubles respiratoires et de convulsions tétaniques.

____

(1) BOEHM. — Ueber das Echujin (*Archiv. f. Exper. Path. und Pharm.*, 1889, XXVI, 165).

M. M. Krause (1) a fait l'analyse du poison de flèches des Watindigas de l'Afrique orientale Allemande et M. Gilg assimila cette substance au glucoside extrait de l'*Adenium coetaneum,* glucoside qui paraît un peu différent du glucoside de l'*Adenium Boehmianum.*

Parmi les espèces toxiques de ce genre, il convient encore de signaler l'*Adenium somalense,* employé par les Somalis comme poison de flèches ; le suc de cette plante est surtout utilisé comme poison d'épreuve. Enfin, le suc amer de l'*Adenium obesum* est employé comme stupéfiant ou toxique pour les poissons.

Il était, d'après cela, digne d'intérêt d'étudier d'une façon aussi complète que possible l'*Adenium Honghel,* du Sénégal, si peu connu jusqu'à ce jour et les résultats que nous avons obtenus montrent que cette espèce est assez différente des espèces voisines dont il vient d'être question.

(1) Krause. — Das Pfeilgift der Watindigas (*Berliner klinische Wochenschrift,* n° 37, 1910).

CHAPITRE II.

___

Caractères botaniques du **Kidi Sarané**

___

I. — GÉNÉRALITÉS et MORPHOLOGIE EXTERNE.

La plante désignée par les indigènes du Haut-Sénégal sous le nom de *Kidi Sarané* est bien l'*Adenium Honghel* DC. ; elle avait été identifiée par M. Aug. Chevalier pour la première fois et nous avons toujours reçu la même espèce sans mélange ni substitution aux cours des différents envois qui nous ont été faits.

Cette plante appartient à la famille des Apocynacées, famille composée, comme on le sait, d'arbres, d'arbrisseaux souvent volubiles ou grimpants, rarement d'herbes. Leurs feuilles sont alternes, opposées ou verticillées, simples entières et dépourvues de stipules. Les fleurs sont hermaphrodites avec calice persistant à 5 divisions, portant à sa face interne des appendices écailleux qui forment une sorte de calicule ; la corolle est en coupe ou en entonnoir. On y trouve 5 étamines égales avec un pollen granuleux. L'ovaire est composé de deux carpelles distincts et fermés multiovulés, avec soudure des deux styles, dont les stigmates portent en dessous un renflement discoïde, contre lequel les anthères sont parfois collées.

Le fruit est composé de deux follicules étroitement unis ; il renferme un grand nombre de graines entourées d'une membrane ailée ou d'une aigrette soyeuse.

Rappelons aussi que les plantes de cette famille présentent des laticifères inarticulés, très ramifiés.

De Candolle (1) est le seul botaniste qui donne une description de l'*Adenium Honghel* qu'il désigne comme « un arbuste à feuilles sessiles, ovales, oblongues, atténuées à la base et dentées à la pointe, glabres, à nervures latérales obliques, à bractées lancéolées ou linéaires plus

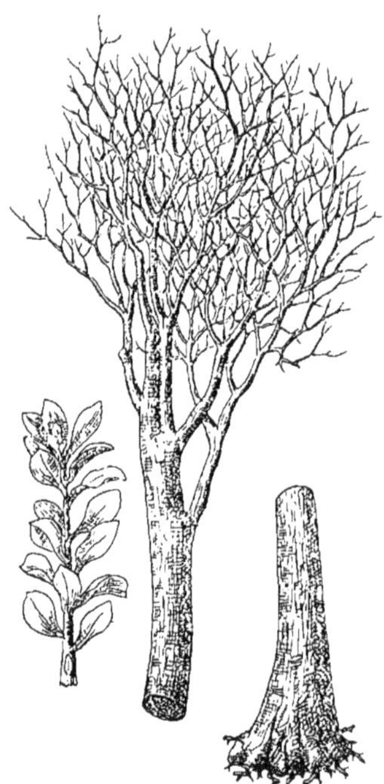

Port de l'*Adenium Honghel* dépouillé de ses feuilles.

longues que le pétiole. Les pédoncules sont couverts de poils, le calice pubescent sur sa face externe, les lobes de la corolle ovales aigus. Il croit dans les déserts de Sénégambie où on l'appelle vulgairement **Honghel**. Sur un tronc élevé, les rameaux portent des cicatrices avec des

(1) De Candolle. — Prod., t. VIII, p. 412.

poils à la pointe. Les feuilles sont longues de 3 à 4 pouces, larges de 8 à 10 lignes. Il y a de 2 à 4 fleurs à l'extrémité des rameaux ; les pédoncules ont une longueur de 3 lignes. Les lobes du calice sont longs de 3-4 lignes, acuminés et glabres sur leur face interne. La corolle est large de deux pouces, elle présente un tube pubescent sur la face externe, la partie étroite est longue de 4 à 5 lignes et glabre sur la face interne. Les follicules ont de 4 à 6 pouces, la graine 1/2 pouce. La plante fleurit en mars, fructifie en mai et se couvre de feuilles en septembre ».

L'échantillon remis par M. Aug. CHEVALIER et le premier envoi de M. G. AUDAN comprenaient exclusivement des inflorescences avec fleurs rouge violacé. C'est en effet la partie de la plante qui est de préférence utilisée par les indigènes et que l'on peut se procurer le plus facilement dans les agglomérations. Un envoi plus complet de M. G. AUDAN comprenait deux échantillons entiers d'*Adenium Honghel*, ce qui nous permit d'en faire une étude botanique complète.

Les deux spécimens que nous avons reçus par fragments représentaient deux arbustes de 2 m. 50 environ de hauteur ; le diamètre du tronc à la base était de 15 à 20 cm. La densité du bois est très faible, les tissus étant très lâches ; l'écorce qui se détache assez facilement en lanières est de couleur jaune brunâtre ; l'un des deux arbustes portait quelques feuilles longues de 7 à 8 centimètres et larges de 2 cm. Les fleurs sont d'un beau rouge violacé. Le port de l'arbre dépouillé une grande partie de l'année de ses feuilles est nettement celui d'une plante subdésertique.

II. — MORPHOLOGIE INTERNE.

La tige de l'*Adenium Honghel* est très parenchymateuse et d'un diamètre considérable, si l'on n'envisage que la hauteur modeste de l'arbuste, qui ne dépasse guère 3 mètres. Cette particularité tient évidemment à ce que la plante est adaptée à la vie désertique et que l'abondance du parenchyme lui constitue une réserve aquifère des plus importantes.

Le liège externe est mince ; l'écorce comme la zone péricyclique et libérienne sont constituées par un tissu mou à larges éléments, renfermant çà et là des cristaux prismatiques simples ou mâclés d'oxalate de calcium.

Le tissu mécanique de soutien n'existe que dans la zone externe de l'écorce, sous forme de rares amas de cellules fibro-scléreuses à parois faiblement épaissies (Fig. 2, *scl*).

Dans la région péricyclique, on rencontre également de petits paquets de fibres, très réfractaires aux colorants (vert d'iode, vert de méthyle, carmin boraté ou aluné), mais ce fait est assez fréquent. on le sait, dans cette famille des Apocynacées, comme chez certaines Asclépiadées, Euphorbiacées, etc. Ces fibres courtes, très transparentes, sont en général à parois relativement minces.

Le bois est également mou, avec vaisseaux assez nombreux, répartis par petits paquets, le plus souvent en files radiales et portant tous des ponctuations transversales allongées (vaisseaux largement rayés, presque scalariformes) (Fig. 5).

Il présente, dans son ensemble, une particularité de structure très remarquable.

A un faible grossissement, il paraît en effet partagé par des bandes nombreuses concentriques de tissu parenchymateux, dans lesquels un examen plus approfondi laisse apercevoir des îlots de tissu criblé, aplatis dans les couches profondes et très distincts dans les bandes qui se rapprochent de la zone cambiale (Fig. 1, 2, 3, *tci*).

Ces tubes criblés *interligneux* prennent naissance de la façon suivante (Fig. 4 et 4 *bis*) :

Le fonctionnement du cambium est normal, mais dans le tissu ligneux nouvellement différencié et reste cellulosique, on voit, à un moment donné, apparaître des

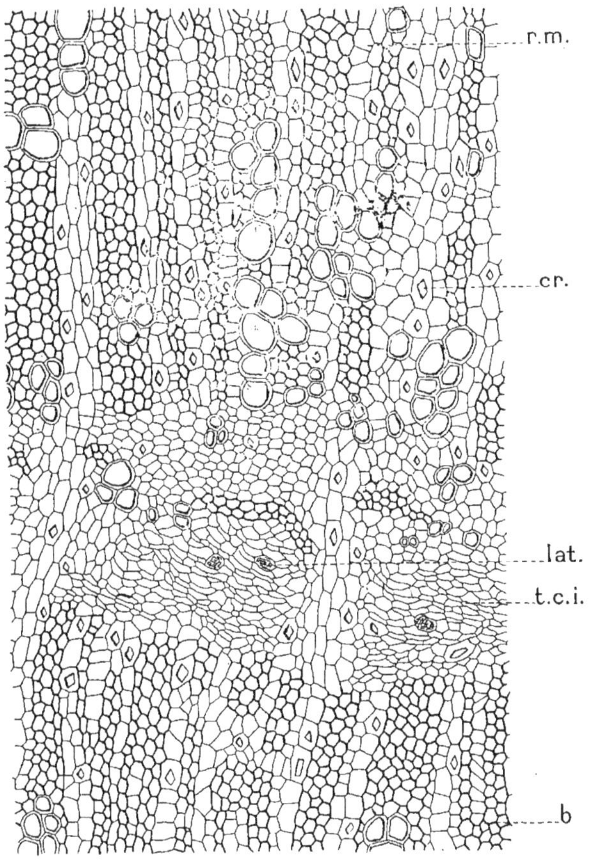

Fig. 1.— **Adenium Honghel** (tige). — *rm*, rayon médullaire ; *cr*, cristaux ; *lat*, laticifères ; *tci*, tissu criblé interligneux ; *b*, bois.

cloisonnements nouveaux donnant naissance à des tubes criblés ; au moment de cette formation, le bois est

seulement vasculaire et parenchymateux, un peu plus tard
ces tubes criblés ne se différencient plus et le tissu ligneux

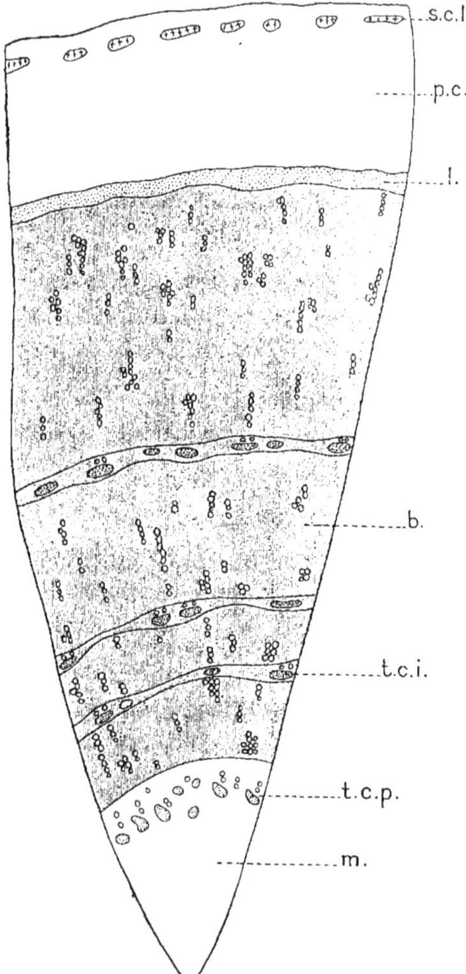

FIG. 2. — **Adenium Honghel** (tige). — *scl*, sclérenchyme ; *pc*, parenchyme cortical ; *l*, liber ; *b*, bois ; *tci*, tissu criblé interligneux ; *tcp*, tissu criblé périmédullaire ; *m*, moelle.

comprend alors les trois éléments normaux, tissu parenchymateux à éléments courts, tissu lignifié à éléments allongés (prosenchyme ligneux) et vaisseaux.

La même série de phénomènes se reproduit périodiquement et l'on observe ainsi des couches alternatives de bois normal et de parenchyme ligneux criblé, avec quelques amas de vaisseaux peu nombreux. Un tronc de 8 centimètres de diamètre, présente ainsi jusqu'à 18 anneaux de parenchyme cellulosique avec îlots criblés et autant d'anneaux ligneux normaux (Fig. 3).

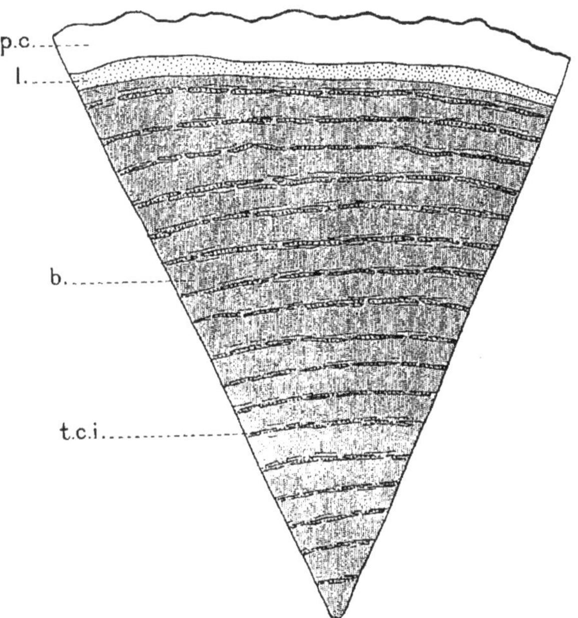

Fig. 3.— **Adenium Honghel** (tige).— *pc*, parenchyme cortical ; *l*, liber ; *b*, bois ; *tci*, tissu criblé interligneux.

Le nombre de ces couches concentriques est donc considérable à la base du tronc d'un arbuste normal, celui-ci pouvant mesurer jusqu'à 40 et 50 centimètres de diamètre.

Les rayons médullaires sont courts, formés d'une seule assise de cellules courtes, à parois minces, faciles à examiner en coupe longitudinale tangentielle (*Rm*, Fig. 5).

Cette même coupe montre également les rapports des éléments lignifiés (*fl*) et des éléments parenchymateux sensiblement isodiamétriques. Les vaisseaux (*v*) sont composés d'articles courts avec parois transversales apparentes et sont pourvus de rangées verticales de ponctuations linéaires de dimentions assez considérables. L'oxalate de calcium cristallise, dans le tissu ligneux, toujours dans le système prismatique, on n'y observe point de mâcles.

Au centre de la tige, la moelle est assez développée; on y remarque de nombreux cristaux d'oxalate de calcium en mâcles et en prismes, ainsi que des amas de tissu criblé périmédullaire.

Les laticifères sont situés surtout dans le liber normal, le tissu criblé périmédullaire et aussi, en petite quantité, dans le parenchyme cortical, provenant très probablement des ramifications des laticifères du liber. Dans le bois, on trouve également des laticifères situés dans les amas de tissu criblé interligneux.

Cette particularité de structure du bois rend l'*Adenium Honghel* très intéressant au point de vue histologique. Solereder (1) a signalé la présence de liber secondaire interligneux chez un certain nombre d'Apocynacées, par exemple, chez les *Condylocarpum*, *Lyonsia*, etc. Le mode de formation de ces ilots est intéressant à suivre; il se fait suivant un processus déjà décrit pour d'autres végétaux, *Thunbergia*, *Gentiana*. On nous permettra d'insister un peu sur ce point.

On sait, en éffet, que le tissu criblé interligneux que l'on peut rencontrer chez les végétaux possède trois origines distinctes.

(1) Solereder. — Systematische Anatomie der Dycotyledonen (Stuttgard, 1899, p. 600).

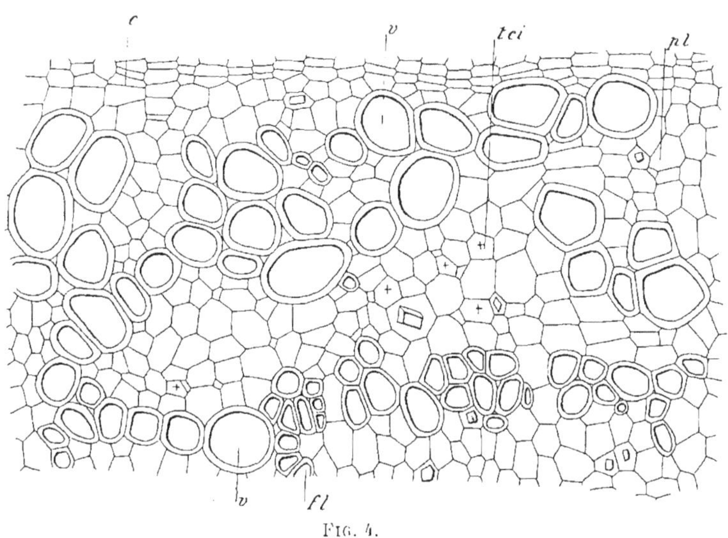

Fig. 4.

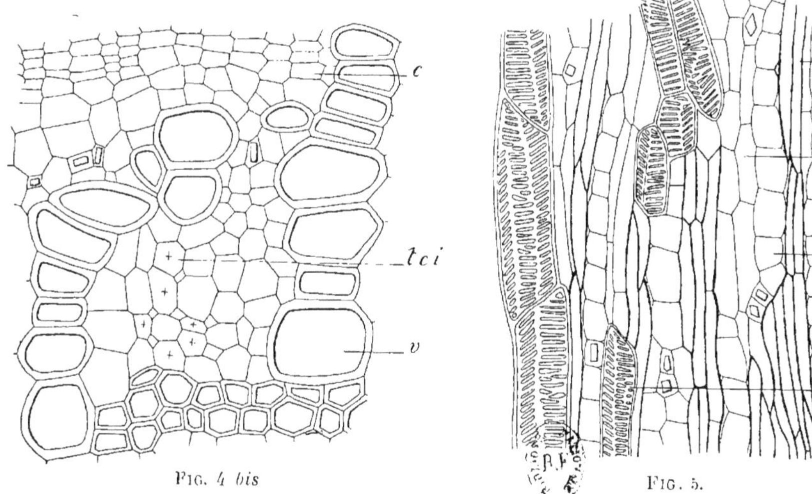

Fig. 4 bis　　　　　　Fig. 5.

PLANCHE II.

Fig. 4 et 4 bis. — **Adenium Honghel** (tige) (coupe transversale). — c, cambium; v, vaisseau ; tci, tissu criblé interligneux ; pl, prosenchyme ligneux ; fl, fibre ligneuse.

Fig. 5. — **Adenium Honghel** (tige) (coupe tangentielle). — fl, fibre ligneuse ; pl, parenchyme ligneux ; Rm. rayon médullaire ; v, vaisseau.

Chez les *Strychnées*, c'est un véritable *îlot libérien* issu normalement du cambium et inclus dans la profondeur du bois. Dans d'autres cas, comme celui qui nous occupe, le tissu interligneux est formé au dépens même du parenchyme ligneux dans lequel se sont différenciés postérieurement à sa formation des tubes criblés. Enfin, dans le dernier cas, ce tissu conducteur surnuméraire procède d'une origine tertiaire, car il provient du fonctionnement de petits cambiums locaux prenant naissance à l'intérieur du parenchyme ligneux secondaire (*Stigmaphyllum*)·

Le mode de formation de ce tissu criblé intraligneux est suffisamment explicite par la lecture des deux figures (4 et 4 *bis*); on voit que de place en place les cellules issues du fonctionnement centripète du cambium ne se lignifient pas. Il se forme des bandes de dimensions plus ou moins grandes, composées exclusivement d'éléments parenchymateux. Le phénomène continuant, les amas de parenchyme ligneux cellulosique acquièrent un certain développement. Puis la lignification des éléments nouvellement formés réapparait, tantôt aux deux extrémités de la lame, tantôt en différents endroits.

Il se produit dans les deux cas une sorte de pont vasculaire qui inclut ainsi une bande de parenchyme ligneux dans lequel se différencient, comme il vient d'être dit, des tubes criblés.

Dans la figure 4 se voit le début de la formation d'un de ces amas et dans la figure 4 *bis*, un amas complètement inclus.

Ce mode de formation, du tissu criblé interligneux est celui que l'on rencontre le plus souvent. Il a été étudié principalement par Schenck, Vesque, Solereder, Chodat, Roulet, Perrot (1), Van Tieghem, Scott, etc., et a été signalé dans de nombreuses familles végétales.

D'après M. Perrot, cette apparition de tubes criblés

(1) Perrot. — Le tissu criblé. Paris, 1889, 181-184.

Planche III. — **Adenium Honghel.**

Fig. 6. — Feuille. — *col,* collenchyme ; *b,* bois ; *l,* liber ; *tcp,* tissu criblé péridesmique.

Fig. 7. — Feuille. — Epiderme inférieur avec stomate.

Fig. 8. — Pédoncule floral. — *s,* suber ; *cr,* cristaux; *l,* liber ; *b,* bois ; *m,* moelle ; *tcp,* tissu criblé périmédullaire. Les cellules teintées en noirs représentent les laticifères.

Fig. 9. — Sépale.

Fig. 10. — Pétale.

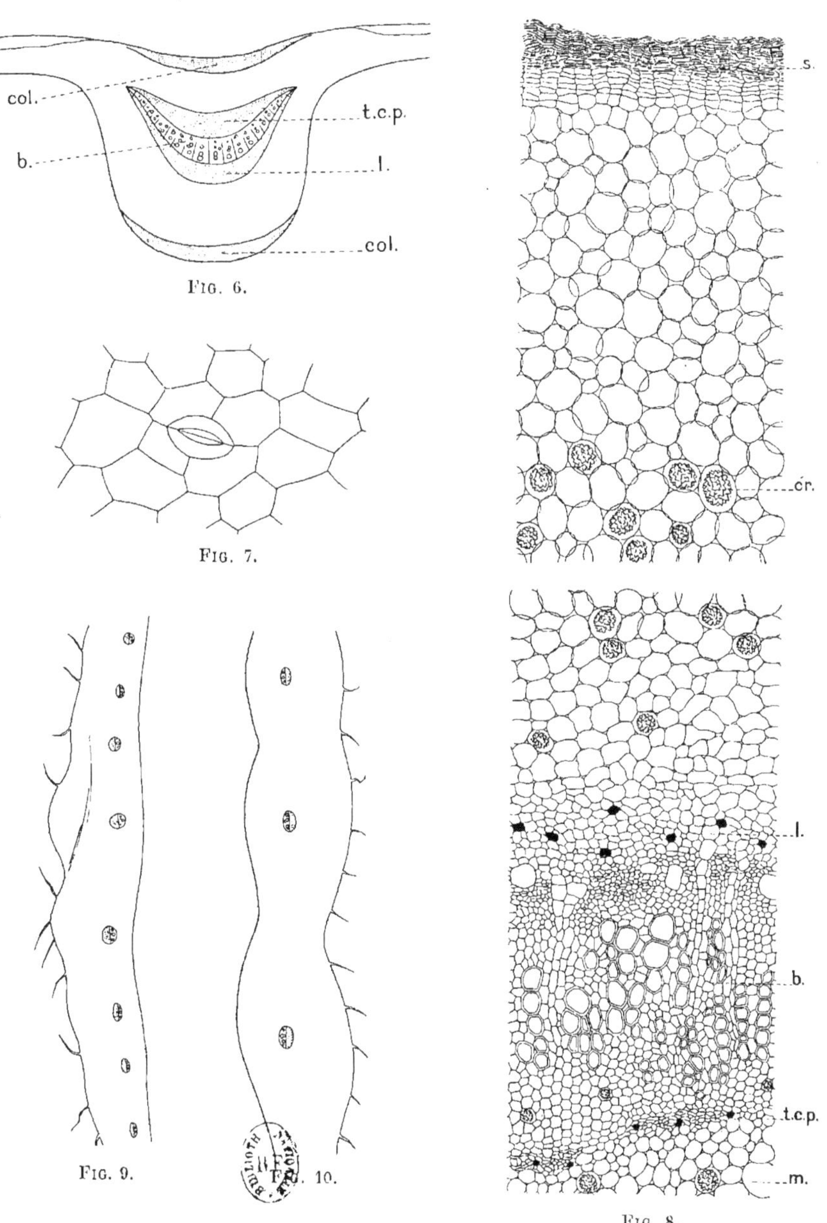

Fig. 6.

Fig. 7.

Fig. 9.

Fig. 10.

Fig. 8.

PLANCHE III.

surnuméraires résulte de la nécessité dans laquelle se trouve le végétal qui, dans le cas de l'*Adenium*, tuberculise pour ainsi dire son tronc afin de se constituer une réserve aquifère et alimentaire.

C'est un des multiples exemples de modifications histologiques si variables, entraînées par les conditions biologiques extérieures qui influent sur l'existence des végétaux.

Feuille. — La *nervure médiane* est fortement proéminente à la face inférieure de la feuille (Fig. 6) ; l'arc libéroligneux est largement ouvert sans autre protection que les collenchymes sous-épidermiques. Le tissu criblé péridesmique correspondant au tissu criblé périmédullaire de la tige, est bien développé ; des mâcles d'oxalate de calcium existent dans tous les parenchymes ; quant aux laticifères, ils abondent dans le liber normal et le liber surnuméraire.

La structure du limbe est réellement bifaciale, mais le mésophylle est presque homogène par suite du faible développement de l'unique assise palissadique. On trouve des laticifères dans le liber normal et le tissu criblé péridesmique.

Les cellules épidermiques sont très grandes surtout à la face supérieure, leurs parois sont rectilignes. Les stomates répartis à la face inférieure sont entourés par 4 ou 5 cellules (Fig. 7) ne se différenciant pour ainsi dire aucunement de leurs voisines.

Pédoncule floral. — La coupe du pédoncule floral de l'*Adenium Honghel* montre un liège très développé, composé de cellules aplaties allongées tangentiellement (Fig. 8, *s*).

Le parenchyme cortical est très développé ; il présente des mâcles d'oxalate de calcium très nombreuses et volumineuses. Le liber, assez difficile à différencier du parenchyme cortical, est composé cependant d'éléments plus petits, irréguliers.

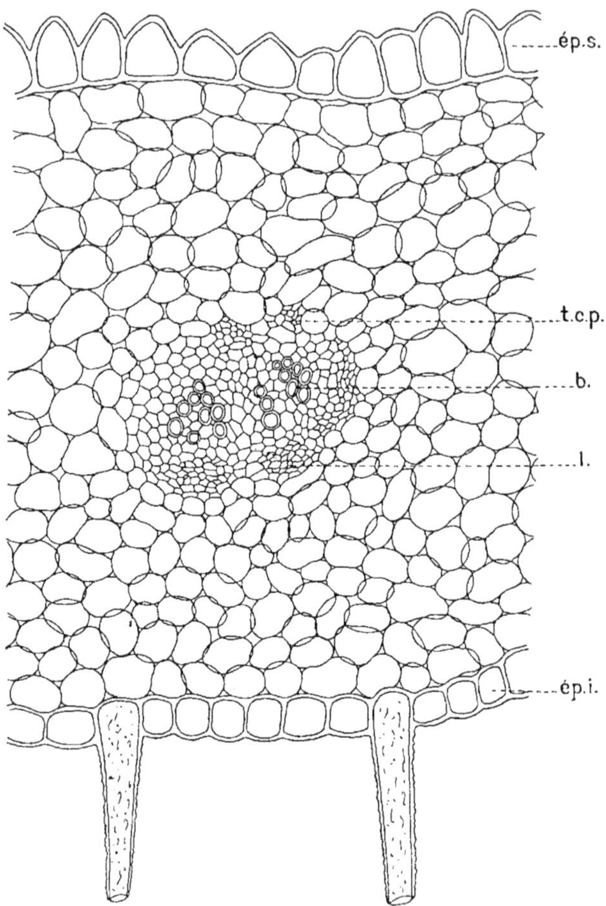

Fig. 11.

Fig. 11. — **Adenium Honghel** (pétale). — *éps*, épiderme supérieur ; *tcp*, tissu criblé périmédullaire ; *b*, bois ; *l*, liber ; *épi*, épiderme inférieur.

Le bois est assez développé, mais la lignification n'atteint que les vaisseaux, le parenchyme restant uniquement cellulosique.

Quant au tissu criblé périmédullaire, disposé en amas distincts, il ne forme pas un anneau continu ; la moelle très développée contient des mâcles d'oxalate de calcium en assez grande abondance.

Enfin le pédoncule floral, comme la tige, laisse apercevoir des laticifères vrais qui, plus nombreux dans le liber, se rencontrent cependant dans le parenchyme cortical.

Fleur. — *Sépales.* — Les sépales présentent une structure homogène, avec faisceaux libéro-ligneux plus ou moins nombreux (Fig. 9). Des poils unicellulaires existent çà et là sur l'épiderme externe, c'est-à-dire à la face inférieure du sépale.

Pétales. — Les pétales présentent également un mésophyle homogène avec faisceaux libéro-ligneux épars (Fig. 10) n'offrant aucun intérêt spécial.

L'épiderme inférieur est garni de poils unicellulaires très développés et à surface granuleuse; de plus, les cellules de l'épiderme supérieur sont légèrement papilleuses (Fig. 11).

Nous n'avons pu étudier la variété d'*Adenium Honghel* à fleur blanche que nous avait signalée M. G. Audan, faute d'échantillons.

CHAPITRE III.

COMPOSITION CHIMIQUE.

Le premier envoi d'*Adenium Honghel* nous ayant été signalé comme se rapportant à une plante extrêmement toxique, nous avions pensé d'abord que le principe actif pouvait être de nature alcaloïdique. Cet échantillon comprenait une très petite quantité de bois et d'écorces et surtout des inflorescences desséchées. Dans une première recherche, le bois et l'écorce finement pulvérisés furent traités par de l'alcool à 60°, additionné de 1 % d'acide chlorhydrique ; le liquide obtenu, distillé, neutralisé en partie par du carbonate de soude, puis filtré, ne précipite par aucun des réactifs spéciaux des alcaloïdes. Un second essai fait sur les inflorescences a donné des résultats identiques, c'est-à-dire complètement négatifs.

Le liquide obtenu, dans ces essais, était de couleur rouge vif et virait facilement au vert par addition d'une trace d'alcali.

Il faut donc tout d'abord conclure que l'*Adenium Honghel* ne contient pas trace d'alcaloïde et l'arrivée d'un envoi plus considérable permit d'entreprendre une nouvelle série de recherches en vue d'isoler le principe actif. Cette nouvelle étude porta uniquement sur les inflorescences.

On les épuise dans un appareil à lixiviation par de l'alcool à 60° ; le liquide obtenu est distillé et évaporé au bain marie à consistance d'extrait mou ; on épuise cet extrait par le chloroforme. Après évaporation de la liqueur chloroformique, le résidu est repris à l'alcool à 95°; on obtient ainsi un liquide jaune que l'on décolore par du noir animal et on précipite par l'eau distillée.

Le précipité est dissous de nouveau dans le chloroforme et, après un certain nombre de purifications successives par dissolutions dans l'alcool et précipitations par l'eau, on obtient un corps pulvérulent jaune clair (1). Nous lui avons donné le nom d'*Adéniine*.

Ce corps, ainsi purifié, a un point de fusion constant 84°-85°. Malgré de nombreux essais de cristallisation dans tous les dissolvants, nous n'avons jusqu'alors pu l'obtenir qu'à l'état amorphe. Il est complètement insoluble dans l'eau, insoluble dans la benzine, soluble dans l'acide acétique, la pyridine, très soluble dans l'alcool concentré et le chloroforme.

Le pouvoir rotatoire en solution alcoolique est de $\alpha^D = + 134°$ (2).

$$\alpha_D = \frac{AV}{lp} = \frac{+ 1,63 \times 50}{2 \times 0,304} = + 134°$$

$$A = + 1°38' ; V = 50 ; l = 2 ; p = 0,304$$

Il donne, au contact d'acide sulfurique, une coloration rouge violet intense et cette réaction est *caractéristique et extrêmement sensible ; elle permet de déceler des traces de ce corps.*

La recherche d'azote donne des résultats négatifs.

Supposant que l'Adéniine pouvait être de nature glucosidique, nous avons cherché à l'hydroliser par l'acide sulfurique étendu à chaud ; il se dégage, dans ces conditions, une odeur spéciale agréable, en même temps que tout le liquide se colore en violet foncé. Après 24 heures de traitement, on reprend par l'éther qui enlève le corps

(1) PERROT et LEPRINCE.— Sur l'*Adenium Honghel*, poison d'épreuve du Soudan Français (C. R. Ac. C. 1909, 149, 1.393).

(2) Nous donnons ce chiffre avec toute réserve, car le pouvoir rotatoire a été pris sur un produit qui avait été longtemps exposé à la lumière.

à odeur aromatique. Le liquide restant réduit très légèrement la liqueur de Fehling ; traité alors par la phénylhydrazine à chaud, on ne put obtenir d'hydrazone bien caractérisée.

Dès lors, nous devions supposer que ce corps, non basique, puisqu'il ne contient pas d'azote, non acide, puisqu'il ne se dissout pas dans les alcalis, devait être rangé dans une autre série organique.

En tous cas, c'est bien là le véritable principe actif de l'*Adenium Honghel*, les expériences physiologiques relatées dans le chapitre suivant mettent en évidence son pouvoir toxique très considérable. Ajoutons de suite qu'on doit le manier avec de grandes précautions, car il exerce une action irritante sur les muqueuses et provoque des éternuements fort désagréables.

Par le même traitement, nous avons pu isoler des feuilles d'une part et de l'écorce d'autre part un corps absolument identique tant par ses propriétés physiques et chimiques que par ses propriétés physiologiques.

Analyse et composition.

Nous avons fait sur l'Adéniine deux séries de combustion qui nous ont donné des résultats très voisins :

1re combustion : 0 gr. 4005 de substance

donnent : $CO^2 = 0$ gr. 869
$H^2O = 0$ gr. 278

ce qui fait : $C = 59,2 \ ^0/_0$
$H = 7,7 \ ^0/_0$.

2e combustion : 0 gr. 423 de substance

donnent : $CO^2 = 0$ gr. 920
$H^2O = 0$ gr. 297

soit : $C = 59,3 \ ^0/_0$
$H = 7,8 \ ^0/_0$.

En prenant des chiffres moyens : 59 gr. 25 de carbone et 7,7 %$_0$ d'hydrogène, on a par différence O = 33,05.

Ces chiffres nous conduiraient à la formule :

$$C^{19}H^{28}O^8$$

pour laquelle on calcule : M = 384

et : C = 59,33
H = 7,34
O = 33,33.

Le corps à analyser étant assez soluble dans l'acide acé-tique, il était facile de faire une cryoscopie permettant la vérification de la masse moléculaire. Une première opération, effectuée sur une solution de 0 gr. 9195 de substance dans 19 grammes d'acide acétique, donne un abaissement cryoscopique de $\alpha = 0°,46$, d'où M = 410.

Une deuxième opération faite sur une solution de 1 gr. 077 de substance de 19 grammes d'acide acétique donne : $\alpha = 0°,54$, d'où : M = 409.

Ces résultats très concordants permettent de considérer comme suffisamment exacte la formule que nous avons calculée d'après les chiffres trouvés à la combustion. On ne peut cependant prétendre qu'elle soit définitive, étant donné la nature du corps que nous n'avons pu élucider complètement.

L'ensemble des propriétés de l'*Adéniine* la différencie très nettement du glucoside retiré par BOEHM (1) de l'*Adenium Boehmianum* et qu'il a appelé *Echujine*.

Le tableau suivant fait ressortir nettement les caractères différents de ces deux corps :

(1) BOEHM. — Ueber das Echujin (*Archiv. f. Exper. Path. und Pharm.*, 1889, XXVI, 165).

Adéniine.	**Echujine.**

Adéniine.

Corps amorphe.

Point de fusion 84-85°.

Complètement insoluble dans l'eau, soluble dans le chloroforme, etc...

Coloration violet rouge au contact de SO^4H^2.

Ne parait pas être de nature glucosidique ; ne se dédouble pas par un traitement prolongé par SO^4H^2 étendu ; ne donne pas d'hydrazone bien caractérisée avec la phénylhydrazine.

Echujine.

Corps cristallisant par addition d'éther anhydre dans une solution d'extrait dans l'alcool absolu.

Point de fuson 1185°.

Soluble dans l'eau, insoluble dans l'éther et le chloroforme.

Coloration jaune-orange au contact de SO^4H^2.

Est de nature nettement glucosidique ; se dédouble au contact de SO^4H^1 et le produit obtenu réduit la liqueur de Fehling et dévie à droite le plan de lumière polarisée ; donne une hydrazone avec la phénylhydrazine. Après un traitement prolongé par SO^4H^2, donne un nouveau corps cristallisé, l'*Echujétine*, inactif au point de vue physiologique.

CHAPITRE IV.

PHARMACODYNAMIE.

M. G. Audan, voulant vérifier sur place les propriétés toxiques du *Kidi-Sarane*, propriétés qui lui étaient signalées comme appartenant à la plante entière, eut l'idée de faire quelques expériences avec le bois de l'*Adenium Hongkel* et voici les résultats intéressants qu'il obtint :

Expériences avec les fibres du tronc. — *Adenium* (matière séchée), 10 grammes, en macération dans eau, 200 grammes, du 21 janvier, 10 h. 30 matin, au 22 janvier, 10 h. 30 matin. En vue d'obtenir le minimum d'effets, les morceaux en macération sont enlevés à l'aide d'une pince et le suc qu'ils contiennent encore n'en est pas extrait. Le pids du liquide restant des 200 grammes après l'opération est de 155 grammes.

Expérience sur un singe pesant 1 kilogr. — J'ai fait absorber à ce singe 20 grammes du liquide obtenu. Cinq minutes après, 20 grammes encore. Immédiatement après l'absorption, le singe s'est couché, a fait entendre deux petites plaintes, et est mort.

Expérience sur un chien de 7 kilogs. — Animal sain et robuste. A 1 h. 55, je lui ai administré 110 grammes du liquide, et j'estime en avoir perdu la moitié pendant l'opération, ayant été mal aidé par les indigènes ; *à 2 h. 09, vomissements violents* suivis de diarrhée, l'animal se plaint ; *à 2 h. 12, le chien ne peut plus se lever*, l'arrière train est immobilisé ; *à 2 h. 13, il meurt* sans aucun soubresaut.

Le pouvoir toxique très considérable de l'*Adenium* s'affirme non seulement dans les inflorescences et l'écorce, mais aussi, ce qui doit être infiniment plus rare, dans toutes les parties de cette plante, puisque les fibres qui composent le tronc de l'*Adenium* paraissent être aussi toxiques que les fleurs. Il a suffi, en somme, de deux grammes de matière sèche en dissolution pour tuer un singe et 2 gr. 5 pour un chien de 7 kilogr.

Après avoir préparé l'extrait total de la plante et en avoir isolé le constituant actif, à qui nous avons donné, nous le répétons, le nom d'*Adeniine* sans préjuger de sa constitution définitive, nous avons entrepris — avec M. le Dr Chevalier — l'étude méthodique des propriétés physiologiques de ce corps. Les résultats obtenus concordent en tous points avec ceux de M. Audan et mettent en évidence une action pharmacodynamique très nette qui en fait un poison cardiaque analogue à la digitaline.

Action générale.— Si l'on administre à un cobaye, par voie d'injection hypodermique ou même par voie d'injection intra péritonéale une dose toxique rapidement mortelle d'*Adeniine* en solution dans l'eau, on observe tout d'abord une période assez courte d'agitation ; puis, surviennent de la salivation et des mouvements de vomissements accompagnés de grandes respirations spasmodiques ; l'animal tombe sur le côté, présentant à la fois de la paralysie motrice et sensitive, et la mort survient en quelques minutes sans aucun mouvement, ce qui donnerait à penser *a priori* qu'on a affaire à un poison curarisant.

Il n'en est rien, ce corps constitue un poison énergique du cœur et il doit prendre place dans le groupe de la digitaline en raison même de la nature de son action pharmacodynamique. La mort, aussi bien chez les animaux à sang chaud que chez les animaux à sang froid, est déterminée par paralysie cardiaque, la paralysie d'origine centrale, si elle s'établit en même temps que les troubles cardiaques, n'est pas susceptible de provoquer la mort de l'animal par arrêt respiratoire et la respiration artificielle n'est nullement susceptible de prolonger la vie de l'animal en expérience. Les muscles et les nerfs sont électriquement excitables, même après la mort de l'animal, et ne perdent que progressivement cette propriété.

A l'autopsie, faite immédiatement après la mort de l'animal, on trouve le cœur en systole ou en demi-systole ; les poumons sont toujours légèrement roses ; le foie et les vaisseaux abdominaux sont légèrement distendus et gorgés de sang noir ; les muscles lisses de l'intestin réagissent à la compression localisée comme chez les animaux normaux ; les reins ne paraissent nullement touchés.

Toxicité. — La toxicité de l'*Adeniine* est assez considérable et varie dans une très large mesure, suivant les animaux examinés. Chez la grenouille, par voie d'injection dans les sacs lymphatiques dorsaux, on obtient la mort en moins de 1 heure avec une dose de 5 milligr. pour 100 grammes d'animal. Avec 3 milligr. pour 100 grammes, on obtient la mort tardive au bout de 4 ou 5 heures. Avec des doses de 2 milligr. pour 100 grammes, la survie se produit dans un certain nombre de cas ; elle est la règle avec 1 milligr. 5 pour 100 grammes.

Chez le cobaye, la toxicité paraît être un peu plus accentuée lorsqu'on fait l'injection hypodermique ou intra-musculaire que lorsqu'on pratique l'injection intra-péritonéale et il est probable que, dans ce dernier cas, l'absorption se fait moins rapidement. Une dose de 4 milligr. par kilog. d'animal détermine presque toujours la mort rapide en moins de 10 minutes.

Avec une dose de 2 milligr. par kilogr., la survie est

d'ordinaire la règle. Les doses intermédiaires provoquent des accidents plus ou moins graves caractérisés par de l'agitation, des mouvements de vomissements accompagnés de salivation, de grandes respirations spasmodiques avec projection du corps en avant, des tremblements, des spasmes convulsifs non généralisés, irréguliers et inconstants, auxquels font suite, soit le retour à l'état normal, soit la mort plus ou moins tardive par paralysie dans l'immobilité et l'insensibilité la plus complète.

Chez le lapin, la dose toxique oscille entre 2 et 3 milligr. par kilogr. d'animal. L'intoxication évolue avec des phénomènes sensiblement analogues à ceux constatés chez le cobaye.

Chez le chien, par voie d'injection intra-péritonéale, la mort rapide est obtenue avec une dose de 0 milligr. 8 par kilogr. d'animal. Les phénomènes toxiques se manifestent tout d'abord par une légère excitation, puis par de la salivation, des vomissements, des tremblements localisés surtout sur le train postérieur, puis, brusquement, on voit l'animal fléchir sur ses membres, se coucher sur le côté en état de paralysie flasque avec insensibilité presque complète ; la respiration est difficile, intermittente ; le cœur s'arrête, on voit se produire encore quelques mouvements respiratoires et l'animal est mort en moins de 20 minutes.

Par voie d'injection intra-veineuse, il suffit d'une dose de 0 milligr. 4 par kilogr. d'animal pour obtenir le même résultat en quelques minutes et, si l'injection est poussée un peu rapidement, on obtient l'arrêt immédiat du cœur.

Avec des doses de 0 milligr. 4 à 0 milligr. 5 par voie intrapéritonéale, on note seulement les accidents du début de l'intoxication, et les animaux se remettent rapidement sans présenter de phénomènes tardifs.

Action sur l'appareil cardiaque de la grenouille. — Etant données la toxicité et la symptomatologie générale de l'intoxication chez les divers animaux, il nous a paru intéressant, malgré la petite quantité de substance dont nous disposions, d'étudier le mécanisme de cette action toxique. Tous les symptômes observées sur les grenouilles nous paraissent être de nature purement secondaire et doivent être considérés comme une conséquence de l'arrêt du cœur déterminée par le poison et non dûs à une action directe de ce corps sur les organes ou tissus correspondants. Des grenouilles non intoxiquées, chez lesquelles on ligature le cœur, se comportent d'une manière identique.

Quelques minutes après l'injection, les animaux manifestent de l'agitation, puis ils se calment et restent immobiles dans la position assise ; les mouvements respiratoires se montrent bientôt irréguliers et moins nets ; un peu plus tard, ils présentent des alternatives d'arrêt et d'activité pour s'arrêter finalement d'une façon définitive. Chez quelques individus, irrégulièrement apparurent des mouvements convulsifs de la tête, mais jamais nous n'avons observé de convulsions généralisées, de tétanos, ni même de contractions musculaires fibrillaires. Quelquefois, survinrent des mouvements de déglutition forcés avec permanence, pendant quelques minutes, de l'ouverture de la gueule.

Bientôt l'animal, immobile, présente les premiers symptômes de paralysie, la tête s'abaisse, les pattes antérieures présentent de la parésie avant les pattes postérieures. L'animal réagit encore vigoureusement par un saut aux excitations cutanées, mais peu à peu la paralysie s'accentue de plus en plus, s'étendant du centre vers la périphérie et les excitations mécaniques les plus énergiques ne déterminent plus aucun mouvement. La décapitation de l'animal et la destruction de la moelle ne provoquent le plus souvent aucune trace de mouvements dans les extrémités, alors que l'excitation des nerfs et des muscles à l'aide de courants induits de l'appareil de Du Bois Reymond est encore nettement positive. Ce n'est guère qu'une heure après la disparition de toute excitabilité réflexe que l'on constate la disparition progressive de l'excitabilité électrique des nerfs et des muscles.

Si, avant l'injection, on a pratiqué une ouverture thoracique au niveau du cœur de la grenouille pour pouvoir examiner l'état de cet organe pendant l'intoxication, on voit que très rapidement, consécutivement à cette injection, il se produit un ralentissement des battements cardiaques et la systole devient un peu plus énergique. A chaque systole le cœur devient plus pâle, puis, les contractions deviennent irrégulières, la diastole ne succède pas immédiatement à la systole et cette diastole devient progressivement de plus en plus incomplète jusqu'à l'arrêt total du ventricule exsangue.

Au moment où le cœur s'arrête ainsi, l'aspect des grenouilles empoisonnées n'est pas ou est à peine modifié. L'animal respire encore, exécute encore des sauts énergiques et ce n'est que peu à peu qu'évoluent, après l'arrêt du cœur, les symptômes d'intoxication que nous venons de décrire.

Si on fixe sur une plaque de liège une grenouille couchée sur le dos, la paroi thoracique ouverte, le péricarde excise et qu'on laisse tomber sur le cœur ainsi mis à nu quelques gouttes d'une solution d'*Adéniine* contenant 2 milligrammes par centimètre cube, on voit nettement survenir très rapidement un ralentissement des contractions cardiaques avec augmentation de leur énergie.

La systole se fait plus complètement et le ventricule devient plus pâle, la pause, après chaque diastole, parait se raccourcir tandis que le systole se prolonge. Un peu plus tard le cœur se rétracte de plus en plus et la diastole ne s'exécute plus avec son amplitude primitive. A cette période, le ventricule présente par instants un mouvement péristaltique tout à fait particulier et la systole s'effectue en plusieurs temps ; de petites portions de la paroi ventriculaire en diastole se contractent seules alors que le reste du ventricule reste en systole complète, donnant l'impression d'une contraction vermiculaire.

En même temps, on constate nettement une dissociation auriculo-ventriculaire, les oreillettes battant régulièrement deux ou trois fois plus vite que le ventricule, ce dernier ne se remplissant et ne se contractant que d'une façon intermittente.

Environ 10 à 20 minutes après l'administration du poison, le ventricule s'arrête en systole complète, tandis que les oreillettes sont encore remplies de sang et exécutent encore quelques faibles contractions, mais elles ne tardent pas à s'arrêter également à leur tour. Le cœur est alors complètement inexcitable mécaniquement et électriquement par es courants induits.

Les mêmes phénomènes se produisent à la suite de l'injection du poison dans les sacs lymphatiques dorsaux.

Expériences sur le cœur isolé du lapin. — Voulant nous rendre compte de l'action du poison sur le cœur isolé des mammifères, privé de ses connexions nerveuses, nous avons employé l'appareil à perfusion de PACHON en pratiquant l'irrigation avec du sérum de *Ringer-Locke* contenant de 1 à 4 milligrammes d'*Adéniine*. Dans tous les cas, on a observé les mêmes phénomènes avec cette seule différence que plus les doses étaient faibles, plus l'action toxique était lente à se produire, l'effet primitif, c'est-à-dire l'augmentation d'énergie et le ralentissement persistant plus longtemps ; mais, lorsque se manifestait l'accélération, les phénomènes se précipitaient et les irrégularités survenaient avec la même intensité, précédant de peu l'arrêt du cœur.

Il semble que, pour ce poison comme pour les autres du même groupe, il se fasse une localisation et une accumulation élective sur la fibre cardiaque déterminant à une certaine concentration les effets toxiques provoquant l'arrêt systolique.

3

Comme le montre le tracé ci-joint obtenu avec 4 milligrammes par litre de sérum, immédiatement après le passage du sérum toxique, on voit se produire une augmentation considérable de l'énergie de la contraction cardiaque s'accompagnant de ralentissement, puis, au bout de 3 minutes, de l'accélération avec quelques irrégularités et de la tendance à la contracture systolique qui vont en s'accentuant ; un peu plus tard, surviennent des pauses, des systoles avortées et finalement l'arrêt définitif au bout de 4 minutes. L'arrêt se produit en diastole, mais le cœur n'est pas mort et, sous l'influence d'une excitation par les courants induits, il répond encore, mais en même temps il se contracture et, lorsqu'il est contracturé à son maximum, il est totalement inexcitable.

Il y a donc une analogie complète avec ce qui se passe pour la digitaline et pour la strophantine dans les mêmes conditions.

Action sur l'appareil circulatoire des animaux à sang chaud. — Nous n'avons pas la prétention d'avoir pu élucider, par les quelques expériences que nous avons pu faire chez le chien, l'action de ce poison sur l'appareil circulatoire des animaux à sang chaud et surtout de différencier nettement son action de celle des autres poisons cardiaques tels que la digitaline et la strophantine, et c'est seulement à titre d'indication que nous voulons rapporter l'une de nos expériences sur le chien. Elle est en effet assez significative et permet cependant de justifier les quelques conclusions que nous croyons en droit de tirer de cette étude rapide.

Chien, 18 kilogr.

Chloralosé par voie intraveineuse, 0 gr. 10 par kilogr.

Kymographion de Ludwig. Injection par la saphène d'une solution à 0,1 $^0/_0$ de corps actif dans du sérum physiologique.

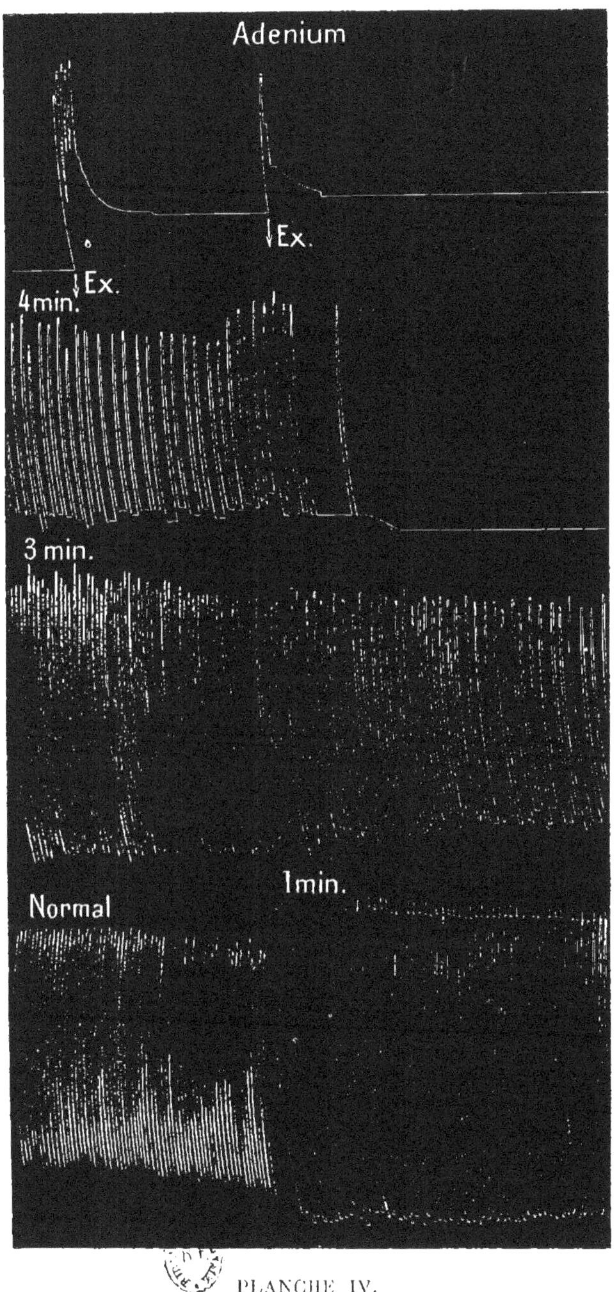

PLANCHE IV.

Adéniine. — Cœur isolé du lapin *(Tracé non réduit)*.
14 mm. = 1 seconde : multiplication au dixième.

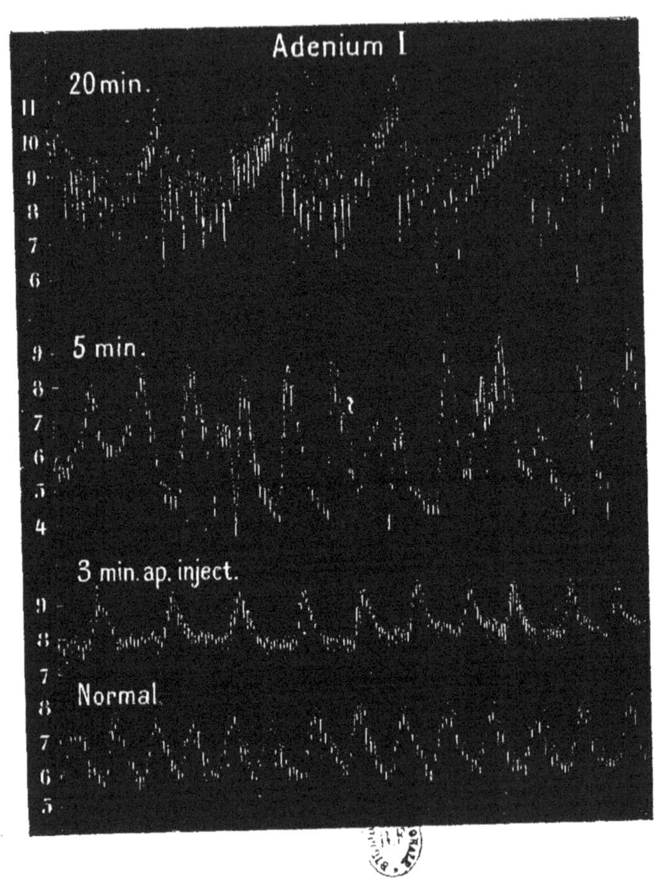

PLANCHE V.

Adéniine. — Chien 18 kgs. Chloralosé.
Pression fémorale : Kymographion de Ludwig. Injection de 2 mmgr., puis de 4 mmgr. d'adéniine dans la saphène (*Tracé réduit de moitié*)

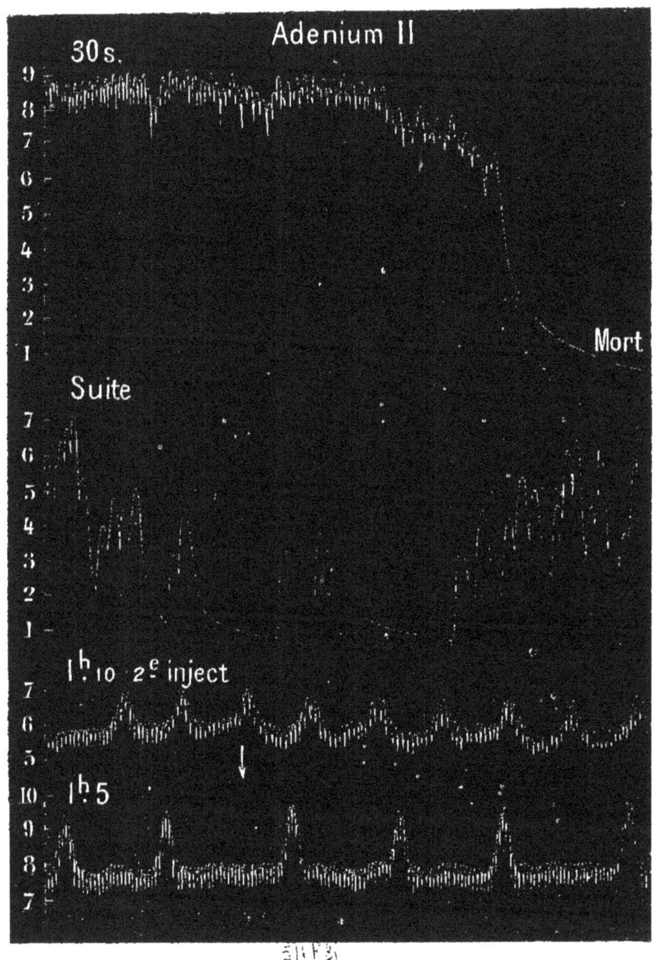

PLANCHE VI.

Adéniine.-- Chien 18 kilog.
(Suite de la Fig. précédente).

1re injection de 2 milligrammes ; 2e injection, 1 h. 10 plus tard, de 4 milligrammes.

Pulsations par minutes.		Pression en millim. Hg.	Respiration par min.
—		—	—
Normal	72	110-136	6
3 min. ap. l'inject.	90	150-188	5
5 min. ap. l'inject,	68	90-180	9
20 —	54	110-228	5
60 —	80	144-194	6
70 —	86	100-132	6

Immédiatement après la première injection, pas de phénomènes marqués, par conséquent pas d'action irritante sur l'endocarde. On note seulement une augmentation légère du nombre des battements cardiaques et une élévation progressive de la tension sanguine qui s'accentue ultérieurement. Puis, surviennent de grandes oscillations de la pression sanguine, qui sont sous l'influence des mouvements respiratoires pénibles, spasmodiques indiquant une action bulbaire qui se continue pendant un certain temps. En même temps, les contractions cardiaques, ralenties, deviennent plus énergiques, et la tension sanguine s'élève, passant à son maximum 20 minutes après l'injection.

Cette période se prolonge assez longtemps et c'est seulement au bout de 1 heure environ que les contractions cardiaques commencent à diminuer d'énergie et à s'accélérer pour se rapprocher de l'état normal. L'excitation bulbaire se calme, mais la pression reste toujours élevée.

On pratique alors la deuxième injection de 4 milligrammes. Elle se traduit rapidement par une excitation bulbaire intense avec mouvements respiratoires infructueux, chute de la pression sanguine par arrêt du cœur qui reprend cependant ; mais la respiration s'est arrêtée, la tension sanguine remonte, on voit survenir des battements cardiaques précipités, des systoles irrégulières alternativement fortes et faibles (pouls bigéminé), enfin, le cœur s'arrête brusquement en systole inexcitable, l'animal est mort.

Ces quelques expériences montrent donc avec une netteté suffisante que le principe actif de l'*Adenium* se conduit comme un poison cardiaque analogue à la digitaline à l'intensité près et que, comme elle, il possède une action complexe s'exerçant à la fois sur le système nerveux cardiaque, et sur le myocarde lui-même. Comme elle, il augmente considérablement la tension sanguine, non seulement par suite de son action toni-myocardique, mais aussi en raison de son pouvoir vaso-constricteur périphérique qui devra être mis en évidence par d'autres expériences plus délicates et qui seront plus à leur place dans un travail de pharmacodynamie pure.

CHAPITRE V.

CONCLUSIONS.

L'étude de l'*Adenium Honghel* nous a permis de constater que cette plante possédait les caractères généraux des Apocynacées et que, comme chez certaines plantes de cette famille, on rencontrait dans le bois des laticifères situés dans les amas de tissu criblé interligneux ; le nombre des zones ligneuses parenchymateuses avec tissu criblé interligneux est assez considérable et donne un aspect tout particulier à la coupe de la tige.

Ce tissu criblé interligneux est formé d'amas de parenchyme ligneux dans lequel se sont différenciés des tubes criblés, comme dans l'exemple classique du *Thunbergia*.

Nous avons pu isoler le principe actif du *Kidi Sarané* sous forme d'un corps défini, l'*Adéniine* dont la constitution chimique n'a pu cependant être complètement déterminée, mais différant très nettement des glucosides trouvés dans les autres epèces du genre *Adenium*.

L'*Adéniine* a des propriétés pharmacodynamiques remarquables qui en font un poison cardiaque analogue à la digitaline ; elle possède une action complexe s'exerçant à la fois sur le système nerveux central, le système nerveux cardiaque et le myocarde lui-même.

PRINCIPAUX OUVRAGES A CONSULTER.

PREMIÈRE PARTIE.

Kidi Sarané (*Adenium Honghel* D.C.).

Boehm.— Ueber das Echujin (*Archiv. f. Exper. Path. und. Pharm.*, 1889, XXVI, 165).

De Candolle. — Prod., t. VIII, p. 413.

Aug. Chevallier. — *Annales de l'Institut colonial de Marseille*, 1902, pl. VI. Paris, Challamel.

M. Krause. — Das Pfeilgift der Watindigas (*Berliner klinische Wochenschrift*, n° 37, 1910).

Lewin et Pouchet. — Traité de Toxicologie, p. 723. Paris, Doin, 1903.

Lindley. — *The Botanical Register*, vol. 32, pl. 54.

Perrot Em. — Le tissu criblé. Paris, 1889, p. 181-184.

Perrot Em. et Leprince M. — Sur l'*Adenium Honghel*, poison d'épreuve du Soudan Français (*C. R. Ac. S.*, 1909, 149, 1393).

H. Pobeguin. — Essai sur la flore de la Guinée Française. Paris, 1906. Challamel.

H. Pobeguin. — Lettre adressée de Pita (Guinée) à M. le Professeur Perrot.

H. Solereder. — Systematische Anatomie der Dycotyledonen. Stuttgard, 1899, p. 600.

DEUXIÈME PARTIE.

Bosuga blanca (Xanthoxylum ochroxylum D.C.).

CHAPITRE PREMIER.

Dans une lettre datée du 30 juillet 1907, l'un de nos correspondants, le docteur Simon MONTIEL de Maracaïbo (Vénézuéla), nous demandait de nous intéresser à une drogue dont les propriétés lui inspiraient toute confiance et sur laquelle il fondait de grandes espérances :

« Puis-je vous envoyer des écorces, feuilles, tiges et racines d'une plante appelée vulgairement *Bosuga blanca* pour l'analyse et la classification botanique? Cette plante possède un pouvoir analgésique très intéressant et elle doit contenir un alcaloïde « *supérieur à la cocaïne* ». Les indigènes l'emploient contre leurs névralgies et elle est très abondante dans nos campagnes ; je désirerais donc savoir si elle peut devenir un produit d'exportation que l'on n'apprécie pas encore parce qu'on ne le connait pas ».

Etant données les recherches auxquelles nous nous livrions depuis quelque temps, une telle offre ne pouvait nous laisser indifférent et, par courrier, nous demandions au Dr S. MONTIEL de vouloir bien nous envoyer un échantillon suffisant de *Bosuga blanca*, espérant que les qualités qu'on lui avait prêtées n'étaient pas vaines et que peut-être il s'agissait là d'une drogue incomplètement étudiée, sinon inconnue.

Le 13 octobre 1908, le Dr MONTIEL annonçait le premier envoi et l'accompagnait de renseignements complémentaires fort intéressants : « Je vous ai envoyé, écrivait-il, un colis de *Bosuga blanca*, utilisé par les indigènes contre les névralgies, les maux de dents, etc. Cette plante atteint deux à trois mètres. La racine est ligneuse et son écorce, comme celle de la plante toute entière, possède des propriétés analgésiques notables, même supérieures à la cocaïne ; il suffit, pour s'en convaincre, de mâcher l'écorce et l'on obtient immédiatement une anesthésie durable et profonde. Puissiez-vous découvrir l'alcaloïde, le nommer et le trouver supérieur à la cocaïne ! La plante croit dans les bois et s'acclimate facilement dans toutes les campagnes ».

En même temps que cette lettre parvenait, à notre adresse, un colis d'écorces, de tiges et de feuilles de *Bosuga blanca*. Immédiatement les informations du Dr S. MONTIEL purent être vérifiées ; car, en brisant l'écorce, on perçoit une odeur piquante et, en la mâchant, on éprouve une sensation très spéciale, brûlante, se terminant par une insensibilisation de la langue.

D'un premier essai chimique, on put conclure à la présence d'un alcaloïde ; aussi réclamions-nous, sans délai, une quantité d'écorces plus considérable et l'envoi d'un spécimen complet de la plante pour l'identification botanique. Malheureusement, au Vénézuela comme en France, les années d'inondation 1909-1910 n'étaient guère propices pour favoriser les relations et les trente kilos d'écorces réclamés ne purent être expédiés que dans le courant de

l'année 1910. Pendant ce temps, le Dr S. Montiel conti-
nuait, peut-être pour nous faire prendre patience, à envoyer de temps en temps des indications complémentaires : « Les fleurs sont en panicules comme celles du su-
reau. Les indigènes emploient la teinture et le germe des
feuilles comme anesthésiques. Nous, médecins, croyons
que la plante est semblable à la coca », etc...

L'échantillon complet de la plante avec ses fruits permit enfin de l'identifier avec le *Xanthoxylum ochroxylum* D. C.

Cette espèce a été très peu étudiée jusqu'à ce jour ; les
descriptions botaniques en sont rares et les recherches
chimiques très peu importantes ; on lui a simplement attri-
bué les propriétés des autres Xanthoxylées, sans cher-
cher, semble-t-il, à vérifier si elle les possédait bien réellement.

Cette pénurie d'informations ne peut s'expliquer que
par la difficulté que l'on éprouve à se procurer cette
espèce.

M. H. Bocquillon (1), dans sa thèse sur les Xanthoxylées, donne simplement son origine (Iles Caraïbes, Colombie, Antilles, Amérique centrale) et la cite comme
étant utilisée en teinture à cause de la matière jaune qu'elle
fournit.

Il ne paraissait donc pas inutile d'en faire une étude
pharmacognosique plus complète.

---

(1) H. Bocquillon. — Etude botanique et pharmacologique des Xanthoxylées (Thèse Doct. Univ. Pharm. Paris, 1901).

CHAPITRE II.

***

Caractères botaniques du **Bosuga blanca**.

***

I. — MORPHOLOGIE EXTERNE.

La plante désignée par les indigènes du Vénézuela sous
le nom de *Bosuga Blanca* ou *Bosua blanca* est le *Xanthoxylum ochroxylum* D.C.

Cette plante appartient à la famille des Rutacées que les
anciens botanistes avaient divisée depuis longtemps en
plusieurs autres familles par enchainement : les *Rutacées*,
les *Aurantiacées*, les *Xanthoxylées*, les *Simaroubées* et
les *Diosmacées*.

Baillon (1) avait divisé la famille des Rutacées en 14
groupes et les Xanthoxylées constituent le 5ᵉ groupe de
cette division.

Bentham et Hooker (2) divisent seulement les Rutacées
en 7 tribus : Cuspariées, Rutacées, Diosmées, Boroniées,
Xanthoxylées, Toddaliés et Aurantiacées.

Engler et Prantl (3) placent les Xanthoxylées à côtè
des Rutées dans les Rutoïdées.

Le genre *Xanthoxylum* a été confondu avec le genre

(1) Baillon. — Histoire des plantes, t. IV, p. 389, 468. Paris, 1873.
(2) Bentham et Hooker. — Gen. Plant, t. I, 297.
(3) Engler et Prantl — Pflanzenfamilien, III, 4, 110.

Fagara, c'est ainsi que Lamarck et Poiret (1) appellent *Fagara monophylla*, le *Xanthoxylum ochroxylum* ; quant au genre *Fagara*, il a été rétabli comme genre distinct par A. Engler (2) qui établit la classification suivante : dans le genre *Xanthoxylum*, le périanthe est simple et les étamines alternent avec les pièces du périanthe ; dans le genre *Fagara* le périanthe est double et les étamines se trouvent devant les pièces du calice.

De Candolle (3) donne la description suivante des *Xanthoxylum* : « Arbres et arbustes souvent épineux, feuilles le plus souvent alternes, souvent glanduleuses. Fleurs hermaphrodites, dioïques ou monoïques par avortement. Calice présentant de trois à neuf sépales, le plus souvent 4 à 5 lobes ; il fait rarement défaut.

Pétales présentant autant de lobes que le calice, alternant avec ceux-ci. Autant de carpelles que de lobes au calice, carpelles parfois soudés à la base, parfois libres, souvent réduits par avortement à un nombre moindre et même il n'en peut rester qu'un, bivalve à maturité ; 1 à 3 graines, graine brillante (GæRTNER, fr. l., p. 68) ».

De Candolle divise les *Xanthoxylum* en deux groupes et c'est dans le premier, celui des plantes à feuilles simples qu'il range le *Bosuga blanca*.

A. — FEUILLES SIMPLES.

1. — *X. Aubertia*.

2. — *X. Pentanome*.

3. — *X. ochroxylum*. — Tronc épineux. Feuilles ovales à points transparents, fleurs à 5 étamines, 3 carpelles. Croît aux Iles Caraibes.

B. — FEUILLES COMPOSÉES, etc.

(1) Lamarck et Poiret. — Encyclopédie méthodique. Botanique (art. Clavalier) II, 39. Paris, 1783, 1817.

(2) Engler. — (*Loc. cit.*).

(3) De Candolle. — Prod., I, p. 725.

D'après Martius (1), la description complète du *Xanthoxylum ochroxylum* est la suivante :

« Rameaux minces, à écorce pourpre ou brune, à épines courtes et rugueuses ; feuilles minces, membraneuses, glabres sur les deux faces, brillantes sur la face supérieure, trausparentes par endroits, portées par un pétiole très court, cannelé par en-dessous, tout à fait entières, elliptiques ou oblongues, brièvement pointues ou arrondies, plus ou moins aiguës à la base ; nervures médianes et latérales un peu saillantes sur les deux faces en réseau ; panicules axillaires et terminaux, rameaux minces purpurescents avec un grand nombre de fleurs en panicules composés : pédicelles pyriformes, globuleux, de longueur égale ; calice dentelé membraneux semi ovale aigu ; pétales 5 ou 6 fois plus longs que les sépales, oblongs aigus finement bordés ; étamines un peu moins longues que les pétales ; ovaire tricarpellé, subglobuleux chez les fleurs femelles, profondément fendu en 3, style central, stigmate couronné d'une tête dilatée subtrilobée.

« Arbuste, branches fines, recouvertes d'aiguillons nombreux à base large, sessiles, rameaux courts à folioles plus épaisses portant des fleurs au sommet. Feuille à forme plus ou moins ovale ou oblongue de grandeur variable, longue de 1/2 à 1 cm. et large de 3 à 5 cm., retenue par un pétiole ayant 3/4 à 1 cm. Panicules longs de 3/4 à 1 cm., rameaux inférieurs longs de 3 à 4 cm., pédicelles de 2 mm. Les sépales découpés sont longs de 3/4 mm.

« Pétale blanc au bord, longueur de 2 mm. à peine, large de 1 mm. Le filament staminal à peine plus court que le pétale ; anthères suborbiculaires, blanchâtres. Dans les fleurs mâles, ovaire ovale avec styles courts filiformes, dans les fleurs femelles, ovaire subglobuleux posé sur un disque épais, profondément trilobé, noircissant à la dessiccation, style central court et avec un stigmate à tête renflée de presque 1 mm.

L'écorce de l'arbre est employée en teinture ; elle donne une teinture jaune qu'on peut substituer à celle de l'épine vinette. On se sert encore de cette écorce pour chasser les maux de dents et les irritations des yeux.

« **Habitat**. — Iles Caraïbes (St-Jean et Ste-Lucie) ; Crudy (in herb. Schreber), l'a trouvée à Porto-Rico ; Ballis, dans la nouvelle Grenade, province de Bogota et Mariquito, la Mesa et Magdalena,

(1) Martius. — Flora brasiliensis, t. 12, p. 2-158.

alt. 200-1200 m. Triana en Colombie, Moritz n° 358 et au Vénézuela à Carabobo. Funck et Schlim. n° 584. Jamais au Brésil ».

Martius, comme De Candolle, range cette plante parmi les Xanthoxylées à feuilles simples.

Xanthoxylées.

A. - FEUILLES SIMPLES.

Rameaux à aiguilles sessiles larges à la base   *X. ochroxylum.*
Rameaux sans défenses ....   *X. furfuraceum.*

B.— FEUILLES COMPOSÉES, etc.

Lamarck et Poiret (1) le désignent comme « un arbre aromatique à tronc hérissé de gros tubercules ; l'écorce teint en jaune. Antilles ».

Nous devons à l'obligeance du Dr S. Montiel d'avoir pu étudier, au point de vue histologique, un échantillon complet de *Bosuga blanca.*

II. — MORPHOLOGIE INTERNE.

Racine.— La racine jeune (Fig. 12) présente uue structure normale de racine de Dicotylédone. De très bonne heure, l'assise subérophellodermique prend naissance dans le parenchyme cortical donnant un liège très développé ; la partie la plus externe est constituée par un liège mou à parois peu épaisses ; au contraire les assises subérifiées les plus internes, ont leurs parois supérieures épaissies en forme d'arceau, ce qui donne à ce tissu un aspect tout particulier. Par contre, le phelloderme est très réduit, presque nul, de sorte que le parenchyme cortical est toujours peu abondant.

(1) Lamarck et Poiret. — *Loc. cit..*

Le péricycle renferme des amas de fibres et de liber et ne présente aucun caractère anormal ; dans les racines âgées (Fig. 13), ce liber contient des fibres mécaniques.

Le cylindre central est complètement lignifié (Fig. 14) ;

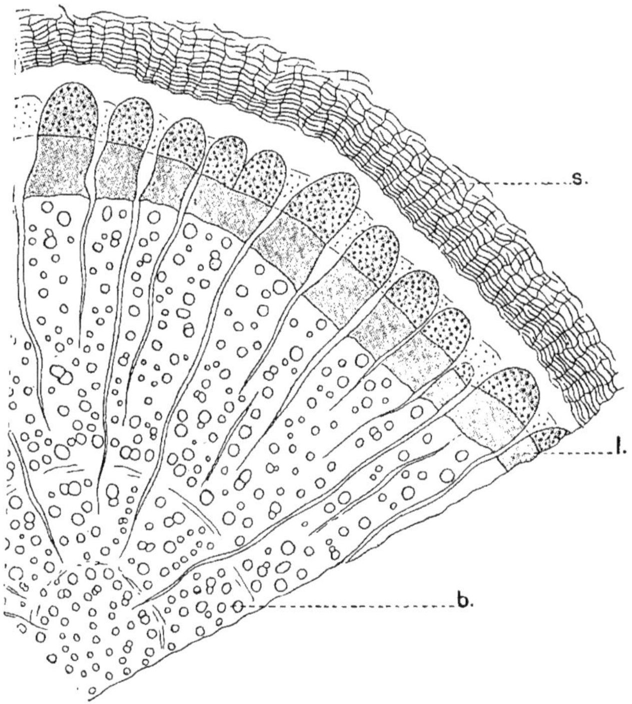

Fig. 12. — **X. ochroxylum** (Racine).— s, suber; l, liber ; b, bois.

il renferme des vaisseaux nombreux à large section et les rayons médullaires possèdent deux rangées de cellules.

On ne rencontre pas d'organes sécréteurs dans la racine, mais on y constate la présence de cristaux d'oxalate de

calcium prismatiques surtout dans les parenchymes cortical et libérien.

Tige. — L'épiderme est peu cutinisé et porte çà et là
des poils unicellulaires et pluricellulaires. Le parenchyme

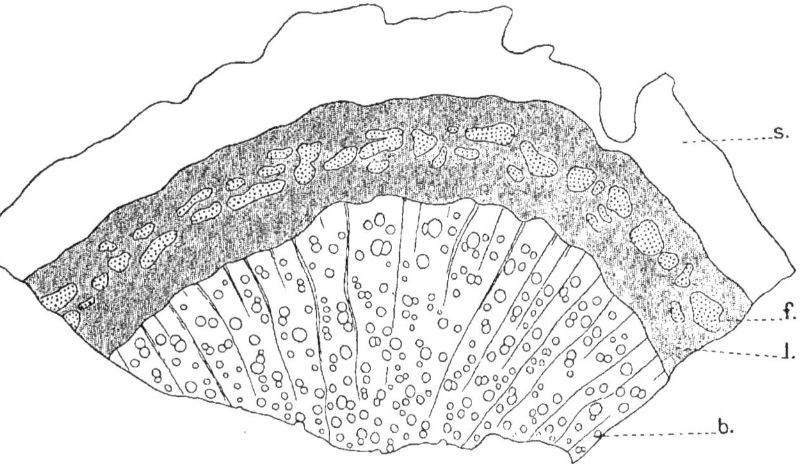

Fig. 13.— **X. ockroxylum** (Racine âgée). — *s*, suber; *l*, liber ; *f*, fibres
libériennes ; *b*, bois.

cortical assez développé contient des poches sécrétrices
énormes très rapprochées de l'épiderme dont elles ne sont
souvent séparées que par une rangée de cellules sécrétrices
de bordure (Fig. 15).

Dans la tige un peu plus âgée (Fig. 16), l'assise subéro-
phellodermique a pris naissance immédiatement au-dessous
de l'épiderme et elle a donné naissance à un liège assez
développé et à quelques assises d'écorce secondaire. Les
poches sécrétrices se trouvent alors refoulées vers l'extérieur. Dans certains cas, l'assise subéro-phellodermique

différencie au-dessus des poches sécrétrices et élimine
alors ces dernières (Fig. 16).

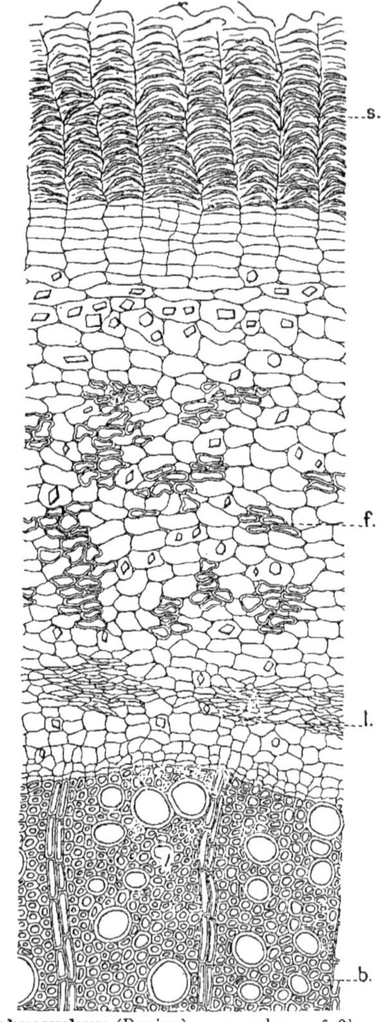

Fig. 14.— **X. Ochroxylum** (Racine). — *s*, suber ; *f*, fibres libériennes ;
l, liber ; *b*, bois.

Le péricycle (Fig. 17) contient des paquets isolés de fibres, à parois peu lignifiées. Le liber est bien développé et le bois, complètement lignifié, est traversé par des rayons médullaires à une seule rangée de cellules.

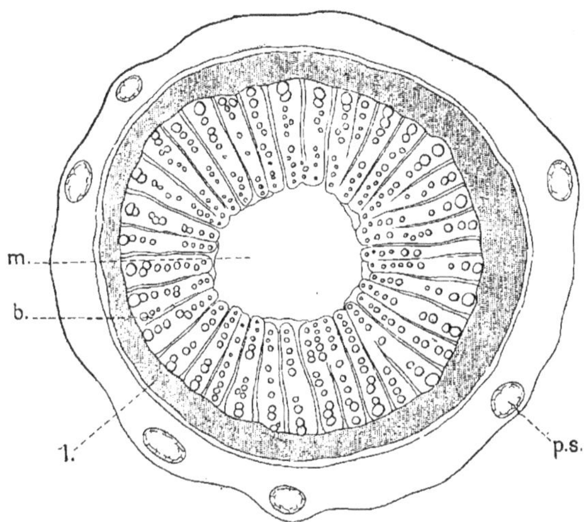

Fig. 15. — **X. ochroxylum** (Tige). — *ps*, poches sécrétrices ; *b*, bois ; *l*, liber ; *m*, moelle.

L'oxalate de calcium sous forme de cristaux prismatiques se rencontre dans le parenchyme cortical et surtout dans le liber et la moelle ; dans cette dernière, il se présente également sous la forme de mâcles.

Ecorce.— Dans une écorce âgée, des péridermes profonds ont éliminé le péricycle : le parenchyme cortical, en dehors du liège, est exclusivement constitué par de l'écorce et du liber secondaires, assez difficiles à distinguer l'un de l'autre sauf au voisinage du cambium (Fig. 18). Dans tout le parenchyme, il y a une profusion de cristaux prisma-

4

tiques d'oxalate de calcium ; on y trouve également, surtout dans la région libérienne, des *cellules sécrétrices*,
faciles à distinguer des autres éléments. Ces éléments
spécialisés ne sont pas caractéristiques des *Xanthoxylum* et
se rencontrent aussi chez certaines autres Rutacées.

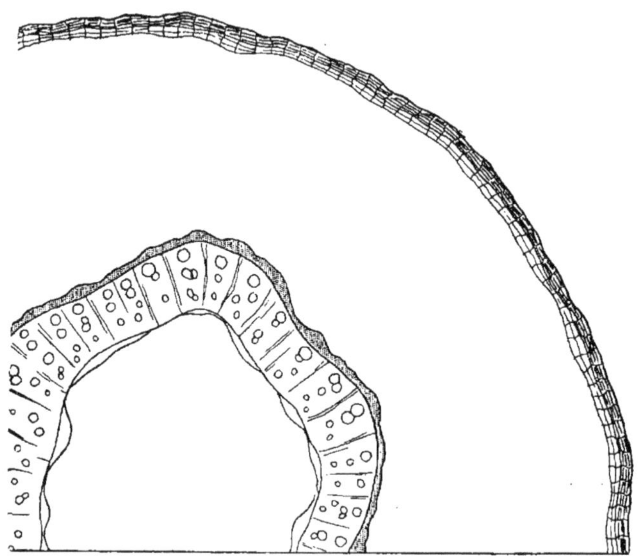

Fig 16. — **X. ochroxylum** (Tige âgée), dans laquelle l'assise subéro-
phellodermique a exfolié les poches sécrétrices.

Pétiole.— Le pétiole a une section demi-circulaire et
même complètement arrondie suivant la hauteur à laquelle
passe la coupe considérée (Fig. 19).

L'épiderme possède de nombreux poils tecteurs unicellulaires, le parenchyme cortical est peu développé
avec des poches sécrétrices schizolysigènes volumineuses (Fig. 20).

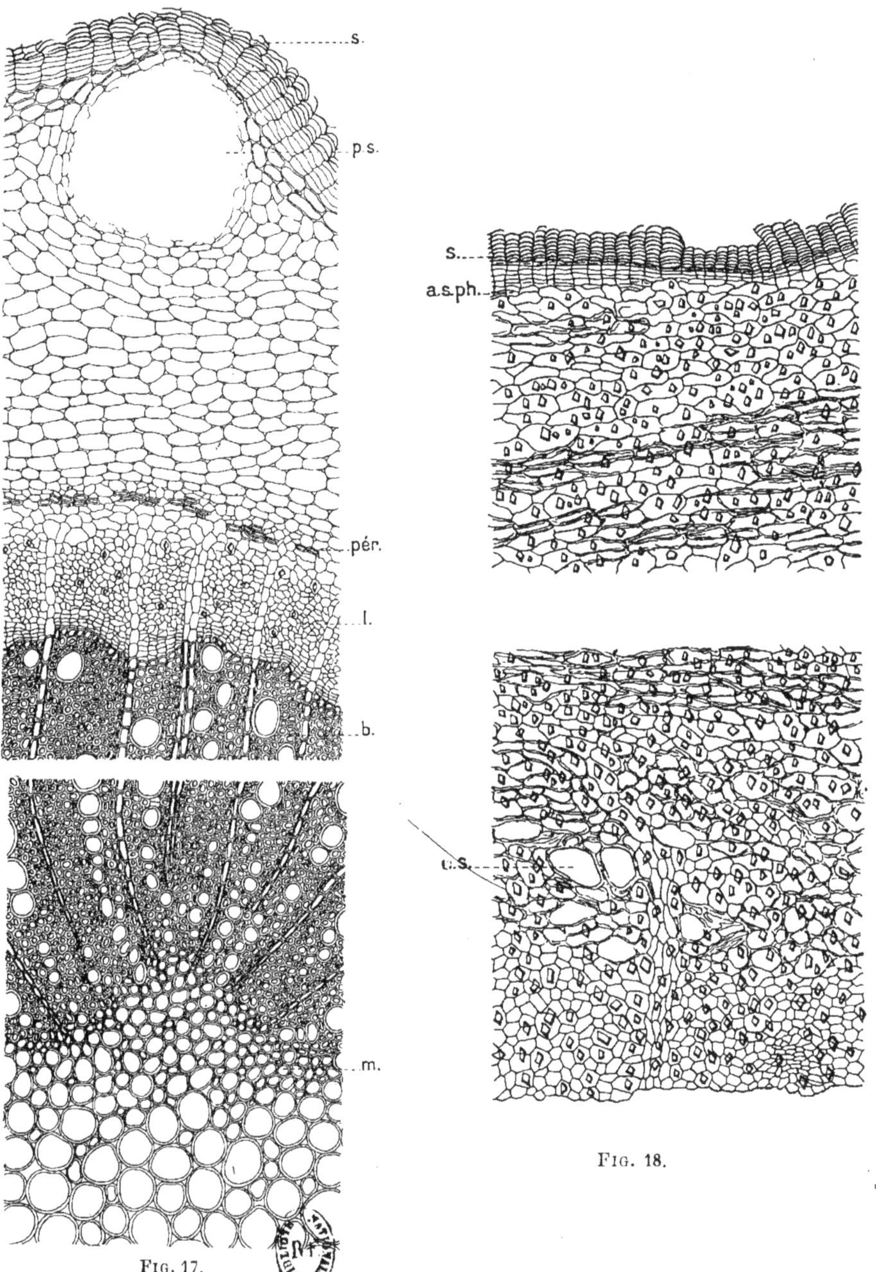

PLANCHE VII.

Fig. 17. — **X. ochroxylum** (Tige).— *s*, suber ; *ps*, poche sécrétrice ; *pér*, péricycle ;
, liber ; *b*, bois ; *m*, moelle.

Fig. 18.— **X. ochroxylum** (Ecorce et tige âgée). — *s*, suber ; *a s.ph*, assise subéro-
pellodermique ; *cs*, cellule sécrétrice.

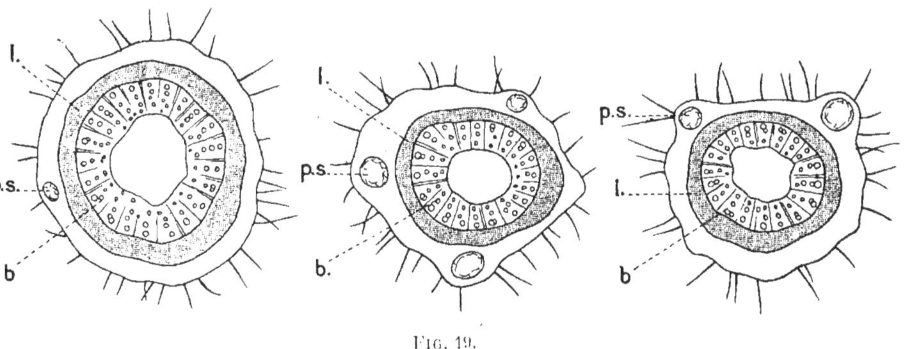

Fig. 19.

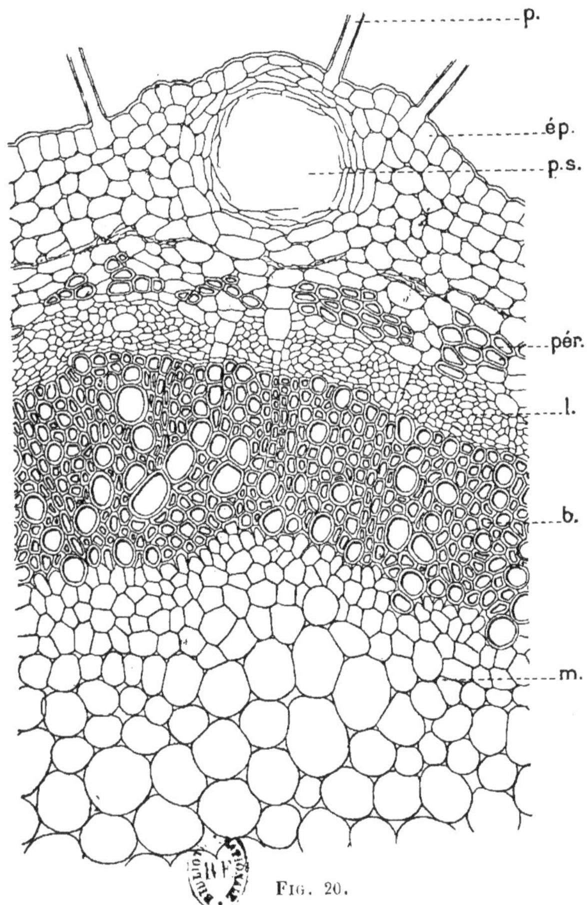

Fig. 20.

PLANCHE VIII.

Fig. 19.— **X. ochroxylum** (Schéma du pétiole à diverses hauteurs). — *ps,* poches sécrétrices ; *b,* bois ; *l,* liber.

Fig. 20.—**X. ochroxylum** (Structure du pétiole).— *p,* poils ; *ép,* épiderme ; *ps,* poches sécrétrices ; *pér,* péricycle ; *l,* liber ; *b,* bois ; *m,* moelle.

L'endoderme est assez difficile à distinguer, adossé à une gaine de fibres péricycliques peu épaisses, disposées sur deux ou trois rangs et par amas très rapprochés formant un anneau presque continu autour du cylindre central.

Le liber est mince et l'anneau ligneux continu est régulier de sorte que la symétrie bilatérale de l'organe est assez difficile à reconnaitre ; quant à la zone centrale péridesmique, elle reste parenchymateuse et d'un volume relativement considérable.

L'oxalate de calcium, toujours en cristaux prismatiques et peu abondants, est réparti dans le liber.

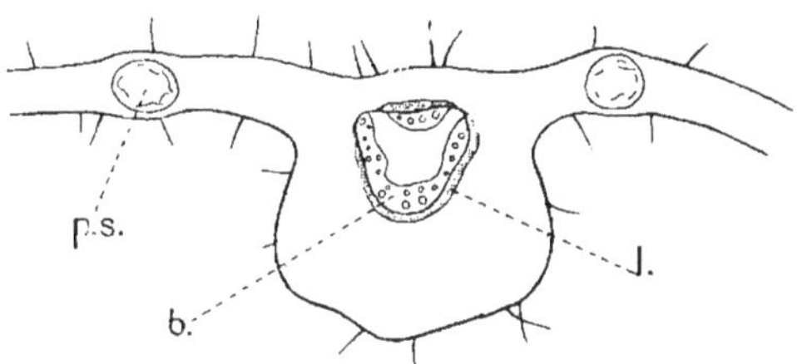

Fig. 21.— **X. ochroxylum** (Schéma de feuille).— *ps*, poches sécrétrices ; *l*, liber ; *b*, bois.

Feuilles.— La *nervure médiane* est fortement proéminente à la face inférieure de la feuille (Fig. 21). Il n'y a pas de tissu collenchymateux sous-épidermique. Le système conducteur est constitué par un faisceau libéro-ligneux très arqué et de plus par un petit faisceau peu développé situé à l'intérieur des branches du faisceau principal. On rencontre des cristaux d'oxalate de calcium en mâcles dans le parenchyme périfasciculaire et dans le liber. Les poils unicellulaires ou pluricellulaires et unisériés sont assez peu fréquents et très légèrement granuleux.

Le mésophylle du limbe (Fig. 22) est bifacial avec une seule rangée de cellules palissadiques très développées,

occupant la moitié de l'épaisseur totale. Les poils épidermiques sont toujours unicellulaires.

L'épiderme supérieur (Fig. 23) est composé d'éléments
polyédriques à parois rectilignes et les cellules de l'épiderme
inférieur (Fig. 22), de dimensions moindres, ont des
parois ondulées. De nombreux stomates. entourés par
un nombre assez constant de 5 cellules, existent à la face
inférieure (Fig. 24).

Les poches sécrétrices mais rencontrent dans le parenchyme de la nervure médiane mais surtout dans le mésophylle (Fig. 22).

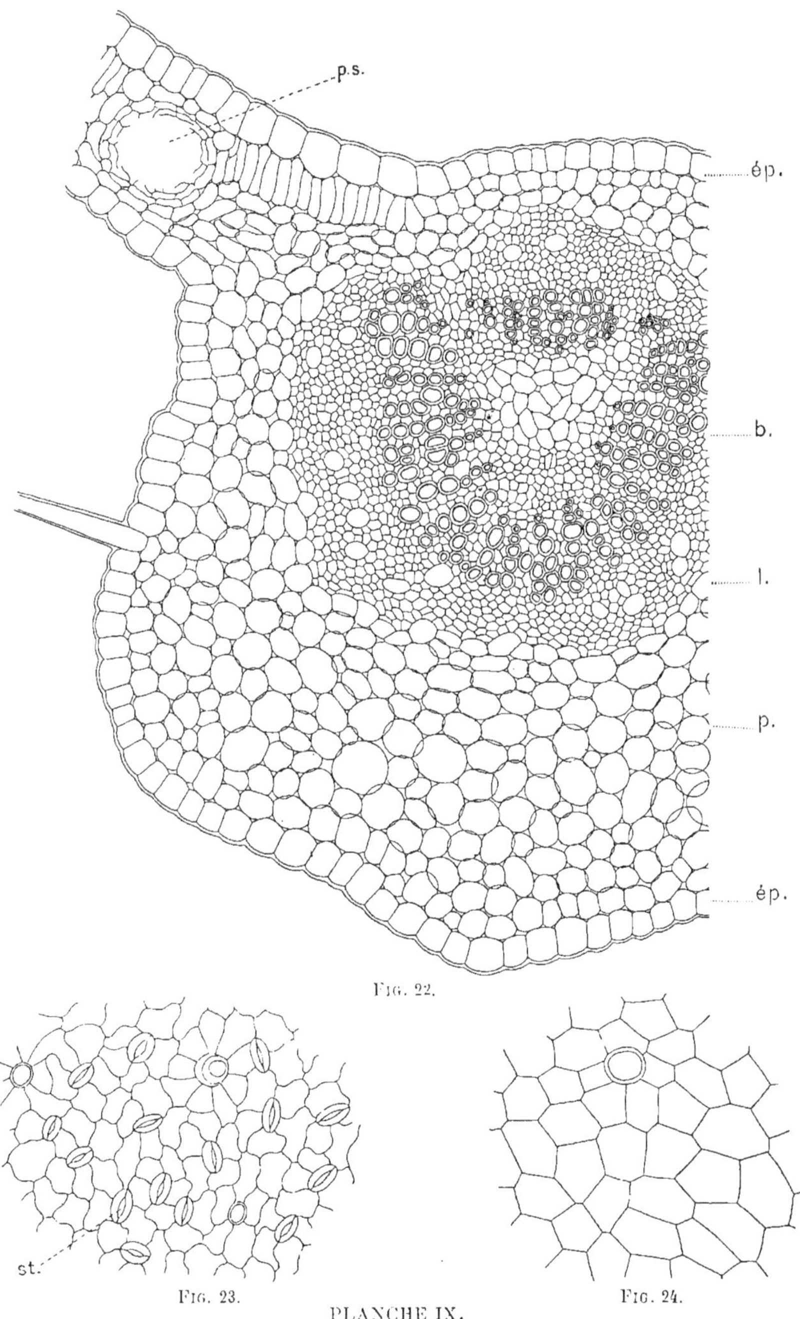

PLANCHE IX.

Fig. 22. — **X. ochroxylum** (Feuille, avec poche sécrétrice dans le mésophylle). — *ép.* épiderme ; *b.* bois ; *l*, liber ; *ps*, poche sécrétrice ; *p*, parenchyme.

Fig. 23. — **X. ochroxylum** (Epiderme supérieur de la feuille).

Fig. 24. — **X. ochroxylum** (Epiderme inférieur de la feuille). — *st*, stomates.

CHAPITRE III.

COMPOSITION CHIMIQUE.

Prévoyant l'existence d'un alcaloïde qui serait le principe actif de la plante. doué des propriétés analgésiques signalées par le Docteur S. MONTIEL, nous avons traité, dans un premier essai, une petite quantité d'écorces pulvérisées par l'alcool chlorhydrique à une température de 60° : le liquide, neutralisé par la soude, puis épuisé par l'éther et le chloroforme et évaporé dans le vide, laisse un résidu résineux de couleur brun foncé. Après plusieurs traitements à l'éther, il se sépare une huile brune et une masse solide jaune dont la solution donne très nettement les réactions habituelles des alcaloïdes (réactifs de MAYER, de DRAGENDORFF, de BOUCHARDAT, etc.).

Nous avons continué alors nos recherches chimiques et, après une série de traitements que nous allons exposer en détail, nous sommes parvenu à isoler de l'écorce de *Bosuga blanca*, les principes suivants :

1° *Deux alcaloïdes*, paraissant appartenir au groupe de la berbérine et que nous désignerons sous les noms de *Xanthérine* α et *Xanthérine* β.

2° *Un corps blanc*, bien cristallisé, de réaction neutre, existant en faible quantité dénommé par nous *Xanthoxyline* α.

3° *Un corps neutre*, blanc également, bien cristallisé, mais différent du précédent par son point de fusion et qui n'existe qu'en proportion infime, la *Xanthoxyline* β.

4° *Une huile* ou plutôt un *mélange complexe d'huile essentielle et de corps gras* qui existe en grande abondance.

Traitement de l'écorce.

1° Préparation des Alcaloides.

Le premier lot de *Bosuga blanca* arrivé du Vénézuela contenait environ 3 kilogrammes d'écorces, qui ont été traités par l'alcool. Le second lot beaucoup plus important, 30 kilos environ, fut épuisé par le benzène.

Extraction à l'alcool. — L'écorce finement pulvérisée est lixiviée par 10 parties d'alcool à 90°, additionné de 25 grammes d'acide tartrique par kilogramme de plante. L'alcool est ensuite distillé et le résidu épuisé par l'eau bouillante qui se colore en jaune.

Cette solution aqueuse, refroidie, filtrée, est agitée avec de l'éther pour enlever les traces d'huiles qui auraient pu être entrainées. On traite ensuite la solution aqueuse par le carbonate de soude qui donne un précipité gélatineux et on reprend le précipité par le chloroforme ou le benzène. On distille la solution benzénique et l'on obtient, par addition d'une solution alcoolique d'acide chlorhydrique, un précipité jaune constitué par les chlorhydrates des alcaloïdes.

La partie de l'extrait alcoolique insoluble dans l'eau bouillante renferme les huiles et les corps neutres qu'il est facile de séparer après distillation.

Extraction au benzène. — Trente kilogrammes d'écorce finement pulvérisée, humectés avec de l'ammoniaque sont lixiviés ensuite par 200 kilogrammes de benzène pendant 24 heures dans un appareil à extraction. Après distillation, la solution benzénique abandonne environ 1.800 grammes d'un résidu huileux, très épais, que l'on reprend par 15 litres d'éther. Cet éther a dissout la presque totalité du résidu, sauf une petite masse de goudrons insolubles qui ont été laissés de côté.

La solution éthérée, filtrée, est alors traitée à plusieurs reprises par une solution diluée de soude caustique qui enlève les corps à fonction phénolique existant en grande quantité dans l'extrait et l'on précipite ces corps par addition d'acide chlorhydrique.

La solution éthérée, débarrassée ainsi des corps acides et phénoliques, est traitée par une solution alcoolique d'acide chlorhydrique ; le liquide limpide se trouble immédiatement et laisse déposer un précipité jaune foncé qui s'agglomère au fond du ballon. On laisse déposer encore 24 heures et on filtre l'éther surnageant.

Le précipité contient les chlorhydrates des alcaloïdes souillés de matières goudronneuses ; on le reprend par deux litres d'eau bouillante et la solution est filtrée à chaud. Ce liquide filtré, de couleur jaune citron, laisse cristalliser aussitôt le chlorhydrate de Xanthérine α, très peu soluble dans l'eau.

Les eaux mères contiennent en très petite proportion un autre alcaloïde que l'on parvient à isoler par le procédé suivant. Les [eaux-mères, concentrées, sont alcalinisées par une solution d'ammoniaque, l'alcaloïde se précipite, mais il est impur et souillé de matières goudronneuses. La masse est alors reprise par le benzène qui en dissout la majeure partie, la solution benzénique laisse, après distillation, un résidu que l'on reprend par une quantité d'alcool ; une petite partie seulement du résidu passe en solution. On additionne la solution alcoolique de quelques gouttes d'acide chlorhydrique, il se dépose un chlorhy drate cristallisé jaune orangé, très soluble dans l'eau. La purification de ce chlorhydrate s'obtient en le faisant recristalliser dans une très petite quantité d'eau additionnée d'alcool ; c'est le chlorhydrate de Xanthérine β.

La partie de la base insoluble dans l'alcool est un mélange des deux Xanthérines qu'il a été facile de séparer par cristallisation fractionnée de leurs chlorhydrates.

Le chlorhydrate de Xanthérine α a été recristallisé deux fois dans l'eau bouillante (en ayant soin d'ajouter à la solution une goutte d'acide chlorhydrique dans le but de prévenir toute dissociation possible) pour éliminer toutes traces de Xanthérine β, de goudrons ou de corps neutres (Xanthoxylines), qui pourraient le souiller. La constance du point de fusion garantit la pureté du corps ainsi obtenu.

La proportion d'alcaloïdes est d'environ 3/10.000.

2° PURIFICATION DES HUILES.

La solution éthérée, après avoir été débarrassée des alcaloïdes est traitée par le noir animal, filtrée et soumise à la distillation ; on laisse un résidu huileux que l'on reprend par de l'éther de pétrole léger (à point d'ébullition inférieur à 80°). Cet éther de pétrole n'en dissout qu'une partie formant deux couches que l'on sépare.

La couche supérieure distillée abandonne une huile jaune à saveur caractéristique et à odeur fraîche qui apparaît immédiatement comme le principe doué de propriétés analgésiques.

La partie de l'huile primitive, plus difficilement soluble dans l'éther de pétrole, est dissoute dans l'alcool absolu qui laisse encore un petit résidu insoluble ; après évaporation de l'alcool, il reste une huile très épaisse de couleur foncée.

L'écorce de *Bosuga blanca* contient environ 6 % d'huiles.

3° Préparation des corps neutres cristallisés.

La Xanthoxyline α paraît se trouver dans l'huile en quantité assez considérable ; car, lorsqu'on abandonne cette huile à l'air libre pendant quelques jours, elle laisse déposer au fond du vase de petits cristaux de ce corps. Il s'en dépose également de la partie de l'huile que l'on peut distiller dans le vide. Enfin, on la retrouve encore en préparant le chlorhydrate de Xanthérine α ; ce corps est probablement entraîné lors de la précipitation du chlorhydrate dans la solution éthérée et il reste insoluble dans l'eau quand on fait recristaliser le chlorhydrate ; quelquefois même il peut être entraîné dans la solution aqueuse par le chlorhydrate et on en retrouve à la deuxième recristallisation de ce corps.

La Xanthoxyline β a été obtenue pendant le traitement de l'écorce par l'alcool ; l'éther qui a servi à enlever les traces d'huiles entraînées dans la solution alcoolique, est lavé à la soude et il abandonne après distillation une petite quantité d'huile où baigne un corps cristallisé blanc, de réaction neutre et existant seulement en très petite quantité.

Propriétés des alcaloïdes.

1° Xanthérine α.

La solution aqueuse de chlorhydrate de Xanthérine α précipite par tous les réactifs d'alcaloïdes ; les alcalis caustiques, les carbonates alcalins et l'ammoniaque donnent avec cette solution un précipité blanc gélatineux, en mettant en liberté la base qui est complètement insoluble dans l'eau froide.

Pour purifier la base, on peut opérer de la façon suivante : Un gramme de chlorhydrate est dissout dans 120 cm³ d'eau bouillante et additionné à chaud de quelques gouttes d'ammoniaque ; la base est précipitée ; on laisse refroidir, on filtre et on reprend par le benzène bouillant, on filtre et on évapore à siccité. La solution incolore au début, se colore en jaune, en s'oxydant à l'air vraisemblablement. Lorsqu'on a chassé tout le benzène, il reste une masse huileuse, qui, au contact de l'alcool, devient solide et friable. On peut la faire recristalliser dans un mélange de benzène et d'alcool absolu ; on obtient alors des aiguilles microscopiques, incolores mais jaunissant rapidement à l'air, insolubles dans l'eau, très peu solubles dans l'alcool et l'éther. Le meilleur dissolvant de cet alcaloïde est le benzène ; le point de fusion est de 186-187°. La Xanthérine α n'a pas de pouvoir rotatoire ; on n'a pas pu observer de déviation du plan de la lumière polarisée avec une solution de 0 gr. 252 de Xanthérine α dans 100 cm³ de benzène.

Chlorhydrate de Xanthérine α. — Obtenu par le procédé décrit précédemment en traitant la base par une solution d'acide chlorhydrique, le chlorhydrate de Xanthérine α se présente sous forme d'aiguilles très fines, jaune citron, sa saveur est amère, légèrement piquante et anesthésiante par la suite.

Chauffé, il commence à noircir vers 240° et fond nettement à 269° en se décomposant.

Sa solubilité dans l'eau bouillante est d'environ 1 %; il est beaucoup moins soluble dans l'eau froide, encore moins soluble dans l'alcool et insoluble dans le benzène et l'éther.

La solution aqueuse saturée de chlorhydrate de Xanthérine α n'a pas d'action sur la lumière polarisée.

Sulfate de Xanthérine α.— Le sulfate de Xanthérine α cristallise dans l'eau en lamelles jaunes très minces ; sa solubilité est du même ordre que celle du chlorhydrate.

Azotate de Xanthérine α. — L'azotate de Xanthérine α est encore plus difficilement soluble que les sels précédents ; il paraît complètement insoluble dans l'eau froide. On l'obtient facilement en traitant par l'acide azotique la solution de chlorhydrate.

Les sels de cet alcaloïde ayant un aspect extérieur semblable à celui des sels de la berbérine et des solubilités comparables, de plus la berbérine ayant été signalée chez presque tous les *Xanthoxylum*, il était intéressant de rechercher si la Xanthérine α, qui est l'alcaloïde le plus abondant du *Xanthoxylum ochroxylum*, ne pourrait être identifiée à la berbérine. FLUCKIGER (1), d'ailleurs, avait trouvé de la berbérine dans le *Xanthoxylum ochroxylum* de Colombie et GIACOSA et SOAVE (2) avaient reproduit dans leur travail sur les Xanthoxylées l'affirmation de FLUCKIGER.

Pour ces recherches, la berbérine du commerce a été purifiée par recristallisations successives et les propriétés qu'on lui a trouvées diffèrent sensiblement de celles indiquées dans les ouvrages.

Réactions communes avec la berbérine. — La très grande insolubilité des sels de Xanthérine α et surtout leur aspect cristallin et leur couleur rapprochent cette base de la berbérine dont elle a aussi la saveur.

La molécule de la Xanthérine α doit, comme celle de la berbérine, contenir un oxygène aldéhydique, car elle donne la réaction de LABAT, commune aux alcaloïdes à fonction

(1) FLUCKIGER et HANBURY.— Histoire des Drogues d'origine végétale (trad. de LANESSAN), Paris, 1878, I, 241.

(2) GIACOSA et SOAVE.— Stud. Chimici e Farmacologici nella corteccia di *Xanthoxylum senegalense* (*Artar root*), **Annali di Chem. e di Farmacol.**, 1889, 9,209.

aldéhydique ; elle donne avec l'acide gallique, en présence d'acide sulfurique, une coloration vert émeraude.

Mais à côté de ces réactions communes, l'ensemble des propriétés de ces deux alcaloïdes les différencie nettement et en fait deux corps bien distincts.

Le tableau suivant réunissant les propriétés principales des deux bases fera nettement ressortir la différenciation.

Xanthérine α.	Berbérine.
Point de fusion 186°-187°.	Point de fusion 177°-178°.
Base incolore jaunissant légèrement à l'air.	Base franchement jaune tirant sur l'orangé.
Insoluble dans l'eau.	Assez soluble dans l'eau à chaud.
Ne rougit pas par les alcalis ni par l'eau de chlore.	Rougit par les alcalis caustiques et par l'eau de chlore.
NO^3H donne un azotate insoluble sans rougir la solution.	NO^3H donne un azotate plus soluble et rougit fortement la solution.
Tous les sels sont beaucoup moins solubles que les sels de berbérine.	
Le chlorhydrate fond à 269° en se décomposant.	Le chlorhydrate se décompose vers 206°.
NH^3 déplace la base qui précipite même en solution diluée.	NH^3 ne donne pas de précipité de base en solution diluée. En solution plus concentrée et chaude, le chlorhydrate cristallise en refroidissant, même en présence d'un excès de NH^3.

Il résulte, de l'examen de ce tableau, qu'il est impossible d'admettre la conclusion de FLUCKIGER et nous concluons que le *Xanthoxylum ochroxylum* contient un alcaloïde différent de la berbérine.

Analyse et composition.

Le sel de Xanthérine α préparé en plus grande abondance étant le chlorhydrate, les analyses ont été faites sur ce corps.

Pour la combustion, 0 gr. 3025 de chlorhydrate desséché à 100° donnent :

$$CO^2 = 0 \text{ gr. } 702.$$
$$H^2O = 0 \text{ gr. } 146.$$

soit

$$C = 63,6 \, \%$$
$$H = 5,28 \, \%$$

La présence de l'azote ayant été reconnue dans le chlorhydrate de Xanthérine α, le dosage est effectué par la méthode de Dumas : 0 gr. 024 de chlorhydrate de Xanthérine α donnent 26 cm³ d'azote à 15° sous la pression de 760 $^{m}/^{m}$ 7, soit N = 3,31 %.

La molécule de Xanthérine α étant monobasique, le dosage de chlore pouvait permettre l'établissement de la grandeur moléculaire de ce corps. On utilise le procédé de Carius et 0 gr. 2715 de chlorhydrate de Xanthérine α donnent 0 gr. 084 de chlorure d'argent soit Cl = 7,65 %.

Cette proportion de Cl permet d'établir la formule suivante :

$$C^{24}H^{23}NO^6HCl$$

dans laquelle on calcule :

$$C = 62,95$$
$$H = 5,24$$
$$N = 3,06$$
$$Cl = 7,75$$

et la masse moléculaire de :

$$C^{24}H^{23}NO^6 = 421$$

Comme contrôle, la solubilité de la base Xanthérine α dans le benzène permettait de faire une cryoscopie ; cette opération faite avec 0 gr. 417 de substance dissoute dans 20 grammes de benzène donne :

$$t - t' = 0°26 \text{ d'où } M = \frac{49 \times 100 \times 417}{20 \times 26} = 392$$

Cette grandeur moléculaire ne correspond pas très rigoureusement avec celle que donne le dosage du chlore, bien qu'elle soit cependant de même ordre ; on peut admettre qu'il y a eu un commencement de dissociation pendant la dessiccation du chlorhydrate de Xanthérine α, avant la combustion.

Xanthérine β.

La Xanthérine β diffère de la Xanthérine α par la grande solubilité dans l'eau de son chlorhydrate qui est de couleur jaune orangé.

L'acide azotique donne à chaud un azotate soluble en solution rouge claire.

Le chlorhydrate commence à noircir au-delà de 210°, mais il n'est complètement décomposé qu'entre 260° et 270°.

L'ammoniaque précipite la base légèrement colorée même en solution diluée.

Cet alcaloïde existant en proportion beaucoup plus faible que le précédent dans l'écorce du *Xanthoxylum ochroxylum*, il a été impossible d'en recueillir une quantité suffisante pour en faire la combustion et le dosage d'azote.

L'ensemble de ses propriétés le différencie également très nettement de la berbérine.

Xanthoxyline α.

Ce corps, de réaction neutre, est insoluble dans l'eau, les acides et les alcalis et il est peu soluble dans l'alcool. Recristallisé dans l'alcool absolu bouillant, il se présente sous forme de lamelles brillantes, incolores, fondant à 162°. Il ne donne pas avec le chloroforme et l'acide sulfurique concentré la réaction caractéristique des cholestérines.

Xanthoxyline β.

Ce corps, de réaction neutre également, est insoluble dans les acides et les alcalis, peu soluble dans l'éther, très soluble dans l'alcool où on peut le faire recristalliser. Il fond à 187°.

Ce corps existe en si faible proportion qu'il a été impossible de l'étudier plus complètement.

Huile.

La substance huileuse obtenue par le traitement à l'éther de pétrole est jaune; elle possède une saveur caractéristique, brûlante, âcre, astringente, anesthésiante ; elle a une odeur fraîche. Elle ne distille pas sans décomposition à la pression ordinaire. Dans un vide de 10 mm., on arrive à en distiller une partie, légèrement décomposée cependant et acquérant une odeur pénétrante.

Si on cherche à saponifier cette huile par une solution alcoolique de potasse, une légère partie seulement se saponifie et la plus grande partie reste inattaquée.

La densité de cette huile est 0,945 à la température de 15°.

Au bout de quelques semaines, cette huile, soluble dans

l'éther de pétrole, se prend en une masse cireuse, d'odeur vireuse ; cette masse cireuse, traitée par l'éther de pétrole, laisse un corps insoluble dans ce dissolvant, de consistance pâteuse, très peu soluble dans l'éther, très soluble dans l'alcool et l'acétone.

En résumé, l'étude chimique de *Xanthoxylum ochroxylum* DC. nous a permis d'en isoler :

1° un alcaloïde cristallisé, la Xanthérine α.
2° un 2ᵉ —   la Xanthérine β.
3° un corps neutre, la Xanthoxyline α.
4° un 2ᵉ   —   la Xanthoxyline β.
5° un mélange complexe d'huile essentielle et de corps gras en proportions indéterminées.

Avec une plus grande quantité de matières premières nous aurions pu faire l'analyse et établir la composition, de la Xanthérine β et des Xanthoxylines α et β, enfin pousser plus loin l'étude de la substance huileuse.

CHAPITRE IV.

——

PHARMACODYNAMIE.

L'étude de l'action pharmacodynamique du *Xanthoxy
lum ochroxylum* ne nous a donné que des résultats très
incomplets en raison des corps en présence desquels nous
nous sommes trouvé. D'après les renseignements fournis
tant par les indigènes que par les médecins du pays d'origine, nous avons cru être pendant un instant en possession
d'un analgésique local nouveau et la présence des alcaloïdes
que nous avions rapidement décelés et différenciés de la
cocaïne nous faisait présumer une étude intéressante ; mais
bientôt nous nous sommes rendu compte que les alcaloïdes
n'étaient pour rien dans la production de cette action et
qu'elle devait être rapportée à la portion huileuse et en
même temps aromatique qui n'est pas même un anesthésique local vrai, mais doit être bien plutôt rangée parmi les
anesthesica dolorosa des Allemands.

La Xanthérine α n'est cependant pas dépourvue d'activité, mais son insolubilité et celle de ses principaux sels
dans l'eau et les différents véhicules employés pour l'ex-
périmentation physiologique, sa précipitation presque
complète en milieu alcalin en font un corps presque phar-
macodynamiquement inerte. Cependant, introduit dans
l'économie, elle se solubilise à la longue et, en particulier,
injectée à des cobayes par la voie péritonéale, elle est par-
tiellement absorbée et détermine la mort des animaux au
bout de plusieurs jours avec des phénomènes d'anorexie,
d'amaigrissement et de paralysie progressive. A l'autop-

sie des animaux, on trouve disséminées sur toute la surface du péritoine et spécialement sur le grand épiploon, de nombreuses granulations de l'alcaloïde précipité et non encore absorbé. Le cœur est en systole, les poumons sont asphyxiques ; les organes abdominaux ne présentent rien de particulier.

Si l'on en juge par le tracé ci-joint obtenu avec un cœur isolé de lapin, irrigué avec l'appareil à perfusion de PACHON, par du liquide de Ringer Locke ayant dissout à saturation à la température de 38° une petite quantité d'alcaloïde, cet alcaloïde paraît posséder une certaine activité et, si la solubilisation de sa molécule pouvait s'effectuer d'une façon quelconque en quantité un peu importante, nul doute qu'il ne déterminerait des phénomènes réactionnels intéressants à étudier.

Au moyen de ce dispositif expérimental, précieux par ce qu'il permet d'apprécier l'action pharmacodynamique de quantités très faibles de substance sur le cœur, on voit, en effet, qu'assez rapidement cet alcaloïde se conduit comme un paralysant du myocarde, déterminant la mort de cet organe en diastole après avoir provoqué très rapidement une diminution de la tonicité myocardique, du ralentissement du rythme, des irrégularités, de la dissociation auriculo-ventriculaire et finalement la flacidité et l'inexcitabilité cardiaque après quelques systoles avortées. Le muscle n'est pas seul touché, car l'excitation électrique par les courants induits est encore positive quelques minutes après l'arrêt du cœur et il faut admettre une action paralysante sur le système nerveux intra-cardiaque.

Mais ces expériences demanderaient à être confirmées par l'étude de l'action de l'alcaloïde chez les animaux à sang chaud et à sang froid lorsque, par un artifice quelconque, nous aurons pu obtenir sa circulation à l'état dissout dans l'économie.

En dehors des cas signalés plus haut, où, chez des

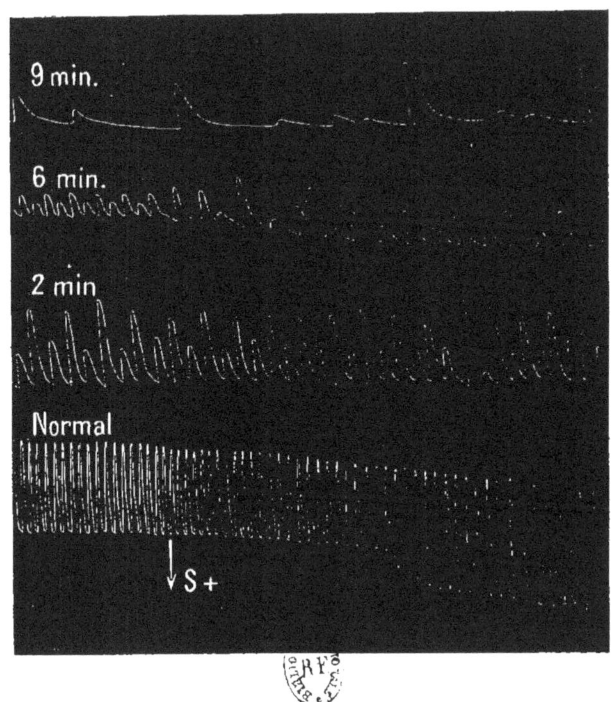

PLANCHE X.

Xantherine α. — Cœur isolé du lapin *(Tracé non réduit).*
14 mm. = 1 seconde : multiplication au dixième.

cobayes, nous avons pu avoir des morts tardives par paralysie progressive, à la suite d'injection intra-péritonéale, il nous a été impossible d'obtenir des intoxications aiguës aussi bien avec l'alcaloïde qu'avec l'extrait aqueux de la drogue.

Avec ce dernier, même injecté à assez forte dose, on ne voit se produire que des phénomènes d'excitation avec sensation de fourmillements et de légère anesthésie se traduisant chez tous les animaux par une tendance marquée à se frotter contre les parois et à se gratter le museau.

Seule la substance huileuse, injectée par voie hypodermique ou intra-péritonéale, paraît pouvoir être absorbée assez rapidement lorsqu'on l'émulsionne en solution légèrement alcaline et alors elle détermine des réactions pharmacodynamiques généralisées se traduisant par des accidents toxiques mortels si la dose injectée est suffisante.

Disons tout d'abord que cette substance possède une saveur âcre et mordicante désagréable à laquelle fait suite cette pseudo-anesthésie qui, dans ce cas, n'est qu'une atténuation de la sensibilité, mais ne peut nullement être comparée à l'anesthésie totale déterminée par la cocaïne et même par la stovaïne.

Injectée sous la peau elle ne diffuse pas ou du moins très peu, mais produit une anesthésie locale qui est durable et s'accompagne d'hyperhémie. La résorption lente détermine une légère réaction inflammatoire, mais il n'y a pas de tendance à la mortification des tissus.

C'est donc à elle seule qu'il faut attribuer les propriétés thérapeutiques de la drogue.

Chez les cobayes, l'injection intra-péritonéale d'une dose de 1 cc. d'huile amène la mort au bout de 1 h. 45 à 2 heures. Les animaux présentent tout d'abord une période d'agitation se manifestant par de l'hyperexcitabilité sensorielle, des mouvements précipités et incessants puis de la dyspnée. Un peu plus tard, l'animal présente de la parésie musculaire, de l'insensibilité généralisée, des mouvements convulsifs ambulatoires tonicocloniques, puis on voit apparaître de véritables convulsions toniques avec arrêt respiratoire prolongé. Finalement la mort arrive par paralysie généralisée avec quelques rares convulsions terminales. Le cœur continue à battre après l'arrêt respiratoire définitif. Il s'arrête en systole ; les poumons sont asphyxiques ; le foie et les reins sont fortement congestionnés.

Chez le chien, à la suite d'une injection péritonéale de 1 cc. par kilog, on détermine l'apparition de phénomènes graves, mais la survie est de règle.

Comme précédemment, on voit se manifester dans une première phase, à la suite de l'injection, de l'excitation cérébrale et musculaire qui fait place bientôt à de l'abrutissement et à de l'hébétude ; l'animal se couche, mais est susceptible de se mouvoir comme à l'état normal sous l'influence d'une excitation violente. On constate alors une disparition presque complète de la sensibilité générale e particulièrement de la sensibilité à la douleur qui persiste pendant plusieurs heures s'accompagnant de parésie musculaire, mais non de paralysie vraie. Un peu plus tard, lorsque la sensibilité commence à revenir, les animaux présentent des troubles gastro-intestinaux caractérisés surtout par des vomissements répétés et de la diarrhée, avec faiblesse des membres, mais on ne note pas chez eux de phénomènes convulsifs. Ces troubles durent deux à trois jours avec anorexie et amaigrissement rapide, puis les animaux se remettent progressivement.

En résumé, cette matière huileuse paraît agir d'une façon analogue à celle des autres anesthésiques locaux, sur le système nerveux central bulbo-médullaire, mais avec une intensité beaucoup moindre et elle doit être considérée plutôt comme un analgésique que comme un anesthésique local proprement dit.

CHAPITRE V.

CONCLUSION.

Nous pouvons conclure, de notre étude du *Bosuga blanca* du Vénézuéla, que cette plante possède tous les caractères généraux de la famille des Rutacées à laquelle elle appartient ; on doit signaler la grande abondance de poches sécrétrices schizolysigènes et de cellules à essence.

L'étude chimique nous a permis d'isoler deux alcaloïdes parfaitement définis, les Xanthérines α et β ; l'un et l'autre sont différents dans l'ensemble de leurs propriétés de la berbérine qui avait été signalée comme existant dans le *Xanthoxylum ochroxylum* et que nous n'avons pu retrouver ; nous avons pu également isoler deux corps neutres, les Xanthoxylines α et β dont l'étude n'a pu être terminée, la proportion de ces corps existant dans le *Bosuga blanca* étant très minime. La partie huileuse qui existe dans la proportion de 6 $^0/_0$ environ est un mélange complexe d'huile essentielle et de corps gras.

Au point de vue pharmacodynamique, la partie la plus intéressante est l'huile qui paraît agir sur le système nerveux central bulbo-médullaire d'une façon analogue à celle des anesthésiques locaux, mais avec une intensité beaucoup moindre ; elle doit être considérée plutôt comme un analgésique que comme un anesthésique local proprement dit.

La Xanthérine α, quoique ne possédant aucune action anesthésique, n'est pas dépourvue d'activité ; elle possède une action paralysante sur le système nerveux intra-cardiaque.

PRINCIPAUX OUVRAGES A CONSULTER.

DEUXIÈME PARTIE.

Bosuga blanca (Xanthoxylum ochroxylum D.C.).

BAILLON.— Histoire des Plantes, t. IV, p. 389, 468, Paris 1873.

BENTHAM et HOOKER. — Gen. Plant., t. I, 297.

H. BOCQUILLON. — Etude botanique et pharmacologique des Xanthoxylées. Th. Doct. Un. Pharmacie, Paris 1901.

DE CANDOLLE.— Prod. I, p. 725.

A. ENGLER et PRANTL. — Die natürlichen Pflanzenfamilien, III — 4,110.

FLUCKIGER A. et HANBURY. — Histoire de drogues d'origine végétale (trad. de Lanessan). Paris 1878, I. 241.

GIACOSA et SOAVE. — Stud. Chimici e Farmacologici nella corteccia di *Xanthoxylum senegalense (Artar root).* — (*Ann. di Chem. e di Farmacol.*, 1889, 9, 209.

LAMARCK et POIRET. — Encyclopédie méthodique. Botanique (art. Clavalier), II, 39.— Paris, 1783, 1817.

LINNÉ.— Genera Plant., 1109, p. 453.

MARTIUS. — *Denkschrift d. Munchen Acad.*, 1816, p. 151, pl. A.

MARTIUS. — Flora Brasiliensis (t. 12, p. 2, p. 158).

MITLACHER W. — Vergleichende Anatomie einiger Rutaceen Rinden. *Zeitschrift des Allg. Ost. Apot. Vereines.* 39, 225, 232, 1901.

TABLE DES MATIÈRES.

IMPRIMERIE ET LITHOGRAPHIE LUCIEN DECLUME, LONS-LE-SAUNIER

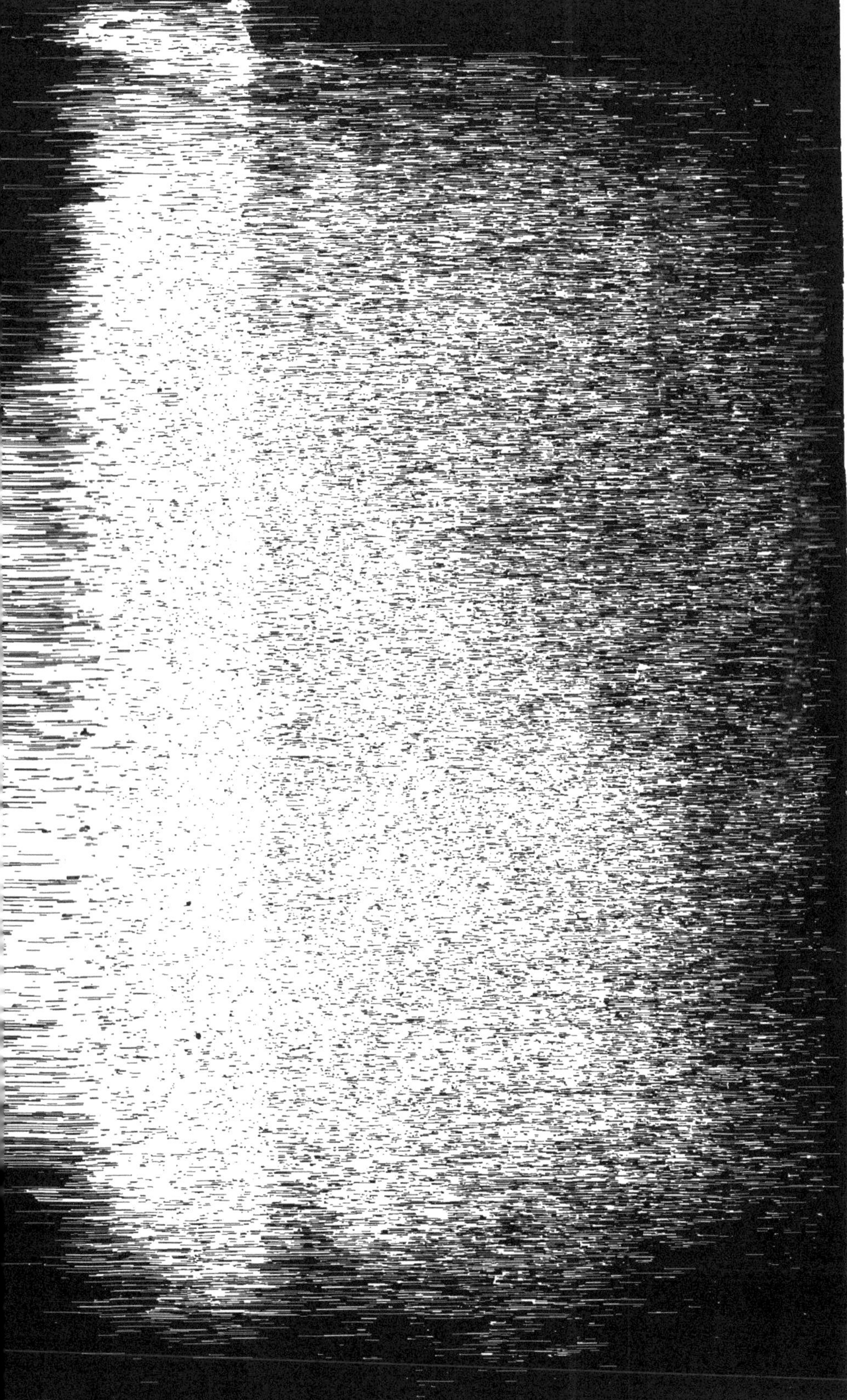

9 782014 443370